L'ADOLESCENTE

5-7, rue de l'École-Polytechnique ; 75005 Paris

http://www.librairieharmattan.com
diffusion.harmattan@wanadoo.fr
harmattan1@wanadoo.fr

ISBN : 978-2-296-04893-5
EAN : 9782296048935

Sous la direction de

Éric Bidaud

et

Marie-Claude Fourment-Aptekman

L'ADOLESCENTE

Cahiers de l'Infantile

Unité Transversale de Recherche

Psychogenèse et Psychopathologie

EA 3413

Université Paris 13

L'HARMATTAN

CAHIERS DE L'INFANTILE

Sommaire

La féminité et la maternité sont souvent télescopées dans le temps de remaniement de l'adolescence. La survenue d'une grossesse permet alors de mesurer l'écart entre le devenir mère et le devenir femme dans le même temps où l'adolescente perçoit sa mère comme une femme. Cette problématique sera développée et illustrée à l'aide de vignettes cliniques.

Les enjeux narcissiques de « l'après-coup pubertaire » réactivent les modalités de la constitution de la fonction contenante de la psyché. Ces enjeux sont matérialisés dans les journaux intimes, dont l'écriture est souvent enclenchée par la prépuberté. L'expérimentation du temps, comme le conflit entre cacher et exhiber l'intime, prennent chez la préadolescente et l'adolescente une dimension corporelle spécifique, particulièrement visible dans le recours au journal comme lieu contenant.

Il y a quelque chose d'inédit dans la sexualité à l'adolescence, qui situe plus spécifiquement le point non représentable du désir qu'est la position sexuée. L'innommable de la jouissance sexuelle concerne la façon dont chaque sujet va chercher en acte, dans l'exercice du sexe, à produire l'objet qui lui confère une satisfaction pulsionnelle. Le jeune devra développer un savoir-faire avec le corps érogène et pulsionnel, qui est cependant encore loin d'être acquis. Cet article développe ces questions relatives à la sexualité féminine en prenant appui sur l'œuvre de l'écrivain brésilienne Clarice Lispector, *La Passion selon G. H.*

Les marques physiques inscrites sur le corps de façon plus ou moins violente par les adolescents issus de l'immigration renvoient en partie à des évènements traumatiques liés à l'histoire de la famille « marquée » par la situation migratoire. Une facette particulière du traitement du corps peut résider dans la décision de certaines jeunes femmes issues de l'immigration à porter le voile sans pour autant être dans le refus de la modernité. Le voile deviendrait une manière d'« être au monde », une fabrication du corps qui n'est pas sans interroger le clinicien.

Varia

L'article se propose de montrer comment la tâche d'amorçage permet de renseigner sur l'organisation des mots au sein de la mémoire, et les délais nécessaires à l'activation de ces mots en mémoire. La pertinence de cette tâche est mise en parallèle avec les modèles de l'organisation du lexique.

Notes de lecture

Éditorial

La recherche historique montre que l'expression « jeune fille » est peu fréquente avant le XIXe siècle. Le terme même d'adolescence n'est apparu que pour désigner le jeune homme.

> « La jeune fille a peiné à s'imposer comme nouvel objet d'histoire dans les études dites sur "les jeunes" apparues dans les années 1960 et 1970... C'est autour du jeune homme et du collégien, issu de la bourgeoisie ou de l'aristocratie, que commence la définition d'un âge de l'adolescence... L'*adolescencia* ajustée au développement des garçons s'ouvre plus difficilement aux filles, que le mariage fait précocement sortir de cet âge... Encore et toujours, c'est le mariage qui clôt le temps de la jeune fille. » (Bruit Zaidman, Houbre, Klapisch-Zuber, & Schmitt Pantel, 2001, p. 12-13)

Sans doute est-ce l'affranchissement progressif de l'institution du mariage comme seule possibilité d'accès à la sexualité qui permet à la jeune fille, à partir de la deuxième moitié du XXe siècle, d'être regardée comme adolescente. Aussi acquiert-elle tardivement dans l'histoire un corps de désir en comparaison du garçon. À l'extrême, on pourrait dire que la fille devient adolescente dès lors que tend à disparaître dans la conscience occidentale le souci de sa virginité comme un préalable au mariage, dès lors qu'en ce sens elle s'éloigne d'une « mythologie de la pureté ».

Nous connaissons la thèse freudienne selon laquelle « la puberté, qui entraîne chez le garçon la grande offensive de la libido, se caractérise chez la fille par une nouvelle vague de refoulement qui affecte précisément la sexualité clitoridienne. C'est une part de vie sexuelle masculine qui succombe à cette occasion au refoulement » (Freud, 1905, p. 163). Dans ce passage d'un érotisme phallique originel à la réceptivité vaginale qui doit prévaloir, s'éclairent sinon se posent les conditions de ce qui serait « l'essence de la féminité », c'est-à-dire là où réside le vif de la question freudienne : qu'est-ce que le féminin, différencié du masculin ? Et Freud ne se reposa jamais de ce qui lui apparut ici comme un mystère, « le continent noir » de la féminité ainsi nommée, la pointant du côté de l'ombre et d'un noyau de nuit.

Il faut bien reconnaître que jusqu'à aujourd'hui les concepts d'adolescence et de féminité ne cessent d'interroger le clinicien confronté à la problématique nouvelle d'un dévoilement ou d'une création dans la mise en œuvre du mouvement pubertaire de génitalisation de l'image du corps. Les textes rassemblés dans ce nouveau numéro des *Cahiers de l'Infantile* tentent précisément de rendre compte, au plus près ce que l'on nomme la réalité postmoderne, des difficultés rencontrées par l'adolescente dans la construction et l'élaboration psychique d'un corps féminin et du « devenir femme ». Ce parcours, non exempt d'embûches, peut être rendu encore plus difficile en raison de conflits intrapsychiques, familiaux, sociaux ou culturels. Ceci n'est pas sans créer les conditions d'un mal-être qui trouve bien souvent à s'exprimer dans la singularité de la relation que nombre de jeunes filles entretiennent avec leur corps.

Imaginons l'adolescence comme une création ! propose P. Gutton. La sexuation pubertaire ne serait pas seulement l'effet d'un changement « à la mesure et à la teinte que lui donne l'interprétation de l'Autre, l'objet Autre », mais une interprétation quant à l'énigme nouvelle posée par cet Autre. Le pubertaire est en ce sens une seconde séduction originaire. Et c'est tout l'enjeu de la rencontre avec l'Autre de la scène amoureuse qui rend nécessaire la reprise créative, l'élaboration sublimatoire de cet espace amoureux par quoi le sujet peut « s'inventer » et sans quoi il devient comme étranger à la rencontre, rebelle à toute traduction génitale. La sublimation est au cœur du processus *adolescens* en transformant le bouleversement pubertaire en « force de penser ». L'article de M. Benhaïm et J.-J. Rassial montrera en quoi la question du rapport au savoir s'articule à la question du rapport au corps devenu pubère et s'inscrit dans la capacité psychique adolescente à venir interroger les signifiants de la femme chez la mère. Ces signifiants à faire énigme pour l'adolescente seront explorés en particulier au travers de la sublimation que recouvre le rapport au savoir.

A. Costa aborde de son côté la thématique de l'initiation avec cette double assonance : l'acquisition et la maîtrise d'un savoir sur une énigme donnée, l'énigme de l'autre sexe et la mise en acte de ce savoir. C'est aussi une voie de la création à l'adolescence que J.-F. Chiantaretto analyse avec finesse dans les formes renouvelées du journal intime. Le journal intime ou « l'écriture de soi au féminin » se fait témoin de la rupture et de la continuité entre l'avant et l'après de la puberté. En tant que le journal intime est à la fois dans son ambivalence ce qui se cache mais aussi ce qui doit être montré, exhibé même comme la marque d'un secret à « détourner », il prendrait la signification d'un corps en devenir anticipant les premières règles et leur apparition. C'est aussi la question du corps en devenir qui est au centre de l'article de B. Haie sur la grossesse à l'adolescence. En ce qui peut apparaître comme une forme inscrite dans le corps lui-même d'une invention de soi à l'adolescence, la grossesse manifeste la marque ou la tentative « avortée » de se reconnaître femme, si l'on admet qu'il n'est de reconnaissance à soi-même qu'adossée à la reconnaissance par l'Autre, ici l'Autre de l'imago maternelle. À travers l'état de grossesse, une adolescente tentera de rencontrer sa mère à partir de ces deux questions : comment a-t-elle été mère, mais aussi comment est-elle femme ? Nous remarquerons combien la question du lien archaïque à la mère sur lequel Freud insistait dans ses ultimes travaux sur la féminité sous-tend les réflexions des auteurs de cet ouvrage. Ainsi O. Douville, dans son approche de l'expérience de prostitution à l'adolescence, envisage la conduite et la scène de prostitution comme de « puissants attracteurs pour des jeunes filles qui ont connu une relation de ravage avec leur propre mère ». Faut-il voir dans l'issue prostitutionnelle un effet de la déchéance de la figure du père, dans une complicité mère-fille, ou défi de l'une à l'autre pour occuper sur la scène de l'Autre masculin une place intenable entre « plénitude et anéantissement » ? Une autre formulation du traitement du corps à l'adolescence est abordé par M. R. Moro à partir de son expérience clinique des problématiques transculturelles. Les marques physiques inscrites sur le corps de façon plus ou moins violente par les adolescents issus de l'immigration renvoient en partie à des événements traumatiques liés à l'histoire de la famille « marquée » par la situation migratoire. Une facette particulière du traitement du corps peut résider dans la décision de certaines jeunes femmes issues de l'immigration de porter le voile sans pour autant être dans le refus de la modernité. Le voile deviendrait une manière d'« être au monde », une fabrication du corps qui n'est pas sans interroger le clinicien. L'article de M. C. Poli nous permettra de situer l'« inédit » de la sexualité adolescente en lien à un point non représentable du désir qu'est la position sexuée. L' « innommable » de la jouissance sexuelle concerne alors la façon dont chaque sujet va chercher en acte à produire l'objet qui lui apporte une satisfaction pulsionnelle. Elle développe les points relatifs à la sexualité féminine en prenant appui sur l'œuvre de l'écrivain brésilienne Clarice Lispector : *La Passion selon G. H.*

Éric BIDAUD

Bibliographie

Bruit Zaidman, L., Houbre, G., Klapisch-Zuber & Schmitt Pantel, P. (2001). *Le Corps des jeunes filles. De l'antiquité à nos jours*. Paris : Perrin.

Freud, S. (1905). *Trois essais sur la théorie de la sexualité*. Traduit par P. Koeppel. Paris : Gallimard, 1987.

La figure de la beurette des cités

Marc Hatzfeld

Aucun texte ne dit mieux la figure mythique de la jeune fille des cités de banlieue que la dernière chanson de Faf Larage, « La caille ». À dire vrai, rien ne dit s'il s'agit d'une beurette, d'une blackette ou d'une noiche, mais il s'agit d'une meuf des cités, cet ensemble fort divers au cœur duquel les beurettes s'imposent. Faf Larage n'est ni naïf ni tendre, il est de la génération marseillaise qui produit un rap de colère, une parole transgressive qu'une autre époque aurait qualifiée de politique, un discours libérateur au sens où l'on prétendait, à cette même époque, libérer la parole, libérer les mœurs, libérer le désir y compris le désir d'en découdre. Derrière la rage de la personne (« Rien à foutre de leurs lois et de leurs commentaires… ») se profile la révolte d'une génération guidée par des figures contrastées dont certaines épousent les modèles de la bienséance sucrée genre Beyoncé tandis que d'autres font apparaître ces figures féminines qui évoquent la Marseillaise de Rude ou celle de Delacroix, buste nu, sabre au clair ou drapeau au vent, guidant une foule invisible mais grondante. Cette figure féminine est une déesse guerrière, un personnage magique qui concilie colère et volupté comme la Kali des chromos indiens, des chapelets de crânes pendant à sa ceinture.

> Ta meuf, c'est une caille, mec
> Elle met des coups d'tête
> Elle fume, elle boit, elle s'la pête
> Elle est dingue, elle est raide, elle est pas nette,
> Elle met des balayettes
> C'est une caillera[1] !!!...

La caille de Faf Larage n'est pas la seule version de la beurette de cité. Pour peu que l'on ait traîné devant un écran de télévision dans le cours de la campagne présidentielle de 2007,

---

1. Faf Larage, *Ta meuf (la caille)*, M6, 2007.

on n'a pu échapper à cette autre figure de la beurette, tout aussi intense et presqu'aussi énigmatique, celle d'une jeune femme, sûre de son pouvoir et de sa vérité, parlant avec aplomb et tenant pareillement tête à des hommes aussi fatigués qu'ennuyeux, la fameuse Rachida Dati, porte-parole du candidat de la droite de l'ordre musclé. Sans doute répond-elle, dans les codes fort élaborés des faiseurs de sondages, à ce que l'on peut attendre de mieux dans l'ordre de la séduction politique : ne fallait-il pas répondre ton sur ton au nickel-chrome de madame Royal ? Dans le même genre, le candidat frontiste avait affiché une tout aussi flambante beurette qui posait pour la France aux Français en tournant le pouce vers le sol comme jadis César pour condamner à la mort les gladiateurs vaincus. Rachida Dati est la version républicaine façon blairiste de la beurette, celle qui a réussi à force de succès scolaires. Son profil nous est familier. On la croise dans les couloirs des agences publicitaires où elle est plus cassante encore que le patron un lundi matin, on la rencontre dans les colloques internationaux où elle argumente les dossiers les plus tracassiers avec une efficacité de sherpa, on la trouve dans les salles de rédaction et les cabinets de grands patrons qui savent son prix car ce sont des gens avisés et qu'ils lisent le *Financial Times.*

Elle revient pourtant souvent dans la cité, débarque de sa Twingo sur le parking des Trois-Mille ou du Val-Fourré en talons aiguilles et tailleur hyper-moulant, snobe ses anciens congénères masculins qui continuent de tenir les murs en fumant des pétards, s'accroupit en serrant très fort les genoux pour caresser le menton d'une petite fille qui feint de ne pas la reconnaître tant elle est intimidée par son parfum de la ville et va sans plus tarder voir sa mère. Elle sait le père au bistro et elle apporte à sa mère une fidélité de fille et un réconfort de femme. Elle est fiable, travailleuse, elle comprend les finesses d'un projet avec un flair de féline et parle français comme une dame des beaux quartiers. Normale, elle l'est. Par-dessus tout, elle coupe le souffle car sa silhouette cambrée est celle d'une princesse du désert, elle transporte avec elle une fierté de revanche qui puise sa force dans l'odeur des sables.

Ta meuf, c'est une caille, mec
Elle met des coups d'tête
Mais sérieux, tout le monde en a marre, mec
Elle se comporte comme le pire des mecs
Elle s'la pête, elle met des coups d'tête,
Elle met des balayettes

Deux livres de confessions parmi bien d'autres récits de jeunes filles des cités de banlieue prennent quelque distance avec l'image de la beurette du conte de fée sortie à l'instant de sa Twingo. L'un et l'autre apportent, chacun à sa façon, une réserve au portrait séduisant de la caille qui a réussi son coup. Le premier est celui de Samira Bellil, fort mal titré *Dans l'enfer des tournantes*[2], mais qui parle bien de l'enfer. Le second est celui de Faïza Guène, *Kiffe-kiffe demain*[3] où le kif-kif désespéré adopte l'allure volontairement optimiste du kiffe demain. L'un parle souffrance, l'autre parle tristesse, les deux racontent leur destin au nom de beaucoup de ces jeunes filles des cités, les fabuleuses beurettes.

Dans le film *Shoah,* à un instant que l'on pourrait croire anodin au cours duquel Lanzmann interroge sans complaisance de très vieux Polonais sur leurs souvenirs d'avant guerre, on voit le regard de l'un d'eux s'allumer d'une joie amoureuse. C'est que le micro lui est tendu pour qu'il parle des juives du shtetl voisin dans l'époque de sa jeunesse. Et voici le vieux machin courbé revenu à ses propres phantasmes, ceux de soixante années en arrière, pour dire combien elles étaient belles, ces juives ! Aïe ! Comme elles étaient désirables, on devine le désir encore vif, ce qui ne l'a peut-être pas empêché de les faire envoyer en camp d'extermination sachant tout à fait ce qu'il faisait, mais qu'elles étaient belles et comme il les a désirées ! Loin de moi l'idée qu'il se prépare pareil désastre, mais la fascination qu'exercent les beurettes invite à interroger les sentiments de leurs admirateurs. Car au fond des livres de Samira Bellil et de Faïza Guène, on sent que les destins se dénouent dans la douleur. Elles en voient de toutes les couleurs.

2. Samira Bellil, *Dans l'enfer des tournantes.* Paris : Denoël, 2003.
3. Faïza Guène, *Kiffe kiffe demain.* Paris : Hachette littératures, 2004.

On se rappelle la frêle silhouette de Samira Bellil sur l'écran de la télévision une fois son livre sorti, légère et gaie, se croyant tirée d'affaire avec les hommes, l'argent, la justice et la maladie, les spirales de règlements de compte. Pour peu qu'on ait été distrait on n'aura pas prêté attention au déroulement de son histoire, depuis les embûches indémerdables jusqu'à une douleur si vive qu'elle en devient épileptique grave avant de se laisser emporter par un cancer de l'estomac. Entre-temps, le titre disait vrai, Samira Bellil s'est fait violer à trois reprises, deux fois dans le 9-3 où elle habitait, une fois en Algérie où elle pensait trouver son pays.

Ce qui bouleverse dans ce livre écrit dans la langue verte des cités, c'est la formidable énergie qui anime la jeune fille frêle du début jusqu'à la mort, transportant son « sac à souffrance » à travers l'absurde cruauté de la vie d'une jeune femme de banlieue. Un monde qui ne la calcule pas.

> « J'ai compris le comportement qu'il faut avoir pour être respectée. Ce n'est pas ma nature, mais j'y excelle. Je suis dure, sans pitié, grande gueule. J'attaque la première pour qu'on me foute la paix. J'ai compris qu'il faut faire à l'autre ce que l'on ne veut pas qu'il vous fasse... » (Bellil, 2003)

Le monde qui l'entoure est brutal et stupide, c'est d'ailleurs le nôtre, on le reconnaît à chaque page. Elle cherche la sortie comme un aveugle cherche la lumière, elle y croit, elle sait que la lumière existe et qu'elle y a droit.

Elle tombe amoureuse et se fait balader par un nul. Elle croit la parole des adultes et se fait abuser par les professeurs, les psychologues, les avocats, les parents d'amis. On la trahit, elle se relève. Elle essaie de s'en sortir de toute son énergie, réussit dans une formation, brille dans un métier mais tombe à nouveau. Il lui arrive alors de s'abrutir de pétards pendant des semaines pour tenter d'échapper aux filets trop réels de ses proches, de ses voisins, des institutions qui sont censées la protéger, de l'épaisse médiocrité dont chaque page nous rappelle notre silence. Brefs répits, elle repart au combat. Lorsqu'une main se tend, elle la saisit toujours avec candeur car elle y reconnaît sa chance. Elle donne des coups de boule comme les garçons, elle sait qu'elle est seule à pouvoir assurer sa stature de femme libre et elle échoue alors qu'elle croyait avoir gagné, elle était si près du but (s'il existe un but).

> En Stan Smith et 501 serré
> Elle traîne la jambe façon Kayzer Sözé (t'es fou)
> Elle pisse debout en chantant : « Le crime paie ! »
> Et ses dents en or, on croit qu'elle va nous bouffer
> Elle dort avec ses pits et ses rots
> Dans la cuisine elle organise des combats de coqs
> Elle est fonsdée...
>
> Ta meuf, c'est une caille, mec
>
> Elle met des coups d'tête
> Elle fume, elle boit elle s'la pête
> Elle est dingue, elle est raide
> Elle est pas nette
> Elle met des balayettes
> C'est une caillera !!...

Le sort de Faïza Guène n'a pas été pétri dans les mêmes douleurs et elle surprend même lorsqu'elle dit combien sa vie dans la cité des Courtillères était presque paisible. J'avais rencontré Faïza Guène dans une émission de radio. C'était quelques semaines après les émeutes de novembre 2005 et il fallait donner de quoi aider les auditeurs à comprendre ces événements. Faïza racontait la vie dans sa cité, sans angélisme ni complaisance, mais avec une distance espiègle : elle évoquait son émotion face à l'émeute, les lieux connus, les visage familiers, les garçons de son âge. Elle était gaie, on aurait aimé qu'elle n'arrête pas de conter. Peu après j'ai lu son livre et j'y ai trouvé une tristesse inhabituelle chez une jeune fille qui avait dix-neuf ans au moment de sa rédaction. N'est-ce pas tôt pour être triste ? La même tristesse en plus douce que chez Samira Bellil... Mais j'y ai surtout trouvé ce qui fait l'une des ressources des beurettes comme de leurs compères masculins dans un registre différent, son kit de survie : un ravageur sens de la drôlerie. La cruauté des vestiges de l'enfance s'enveloppe d'un ton de dérision pour n'épargner ni son père absent, ni la psychologue coincée, ni les profs pas nets, ni même son amoureux et surtout pas elle. Un regard de diamant sur un monde obscur.

Elle met en scène des gens dans leur existence, leur cuisine et leurs pensées dérisoires sans pour autant manquer de tendresse envers eux. Elle fait apparaître de la naïve beurette une maturité désabusée qui regarde le monde sans trop y croire mais qui le voit.

> « De toute façon, j'veux dire, à quoi ça sert de vivre ? j'ai pas encore de seins, mon acteur préféré est homosexuel, il y a des guerres sans but et des inégalités entre les gens et la cerise sur le gâteau : Hammoudi il fricote avec Lila et ne m'en dit pas un mot ! Hein, j'ai raison, on a des vies de merde... » (Guène, 2004.)

Après l'émission, Faïza avait encore ri d'un démêlé trop attendu avec son éditeur parisien, puis elle avait disparu par enchantement, rue de la Roquette, nous laissant son ironie distante :

> « Moi je mènerai la révolte de la cité du Paradis. Les journaux titreront : "Doria enflamme la cité" ou encore : "La pasionaria des banlieues met le feu aux poudres". Mais ça sera pas une révolte violente comme dans le film *La Haine* où ça se finit pas hyper bien. Ce sera une révolte intelligente sans aucune violence, où on se soulèvera pour être reconnus, tous. Y'a pas que le rap et le foot dans la vie. Comme Rimbaud, on portera en nous "le sanglot des infâmes, la clameur des maudits". » (Guène, 2004.)

Nacira Guénif-Souilamas nous dresse plus raisonnablement le portrait des beurettes vraies, c'est le titre de son livre[4], elle en parle dans un français d'une agilité et d'une précision qui nous renvoient à ses héroïnes. Bien sûr on sait qu'il existe une infinité de beurettes, ces filles de l'immigration nord-africaine ont épousé toutes les conditions, des plus ordinaires aux plus étonnantes. Il n'en existe pas de modèle unique, mais disons que leur caractère sauvage s'explique par les embrouilles fondatrices de leur existence, il en faut de la rage pour réussir à rester soi entre tant de traquenards, c'est cela qui les définit. Nous parlions d'image : leur image fascine d'autant plus qu'elles ont la rage. Elles sont la rage dont nous avons besoin, elles sont notre rage.

---

4. Nacira Guénif-Souilamas, *Des beurettes*. Paris : Grasset et Fasquelle, 2000.

Chaque fois qu'elle croise un agent, à la clé un jugement
Ses roues arrière, son GSXR et son holster
Traîne des commissaires sur le goudron derrière
Le quartier est désert quand elle a ses règles

Ta meuf, c'est une caille, mec
Elle fume, elle boit, elle s'la pête
Elle est dingue, elle est raide, elle est pas nette,
Elle met les balayettes
C'est une caillera !!...

Nacira Guénif-Souilamas remet les images à leur place d'image, mais elle les explique en partie. Les filles de l'aventure migratoire venue des rives sud de la Méditerranée sont tendues entre les injonctions de « réputation », parfois étroitement surveillée par frères ou pères, les tentations de la brillante modernité professionnelle, amoureuse ou familiale, et la brutalité de la vie réelle entre sale misère et racismes ordinaires. Comment compose-t-on avec cette tension à l'âge des flirts adolescents ? Comment intègre-t-on cette tension considérable à l'âge où l'on se construit dans ses rêves ? Comment joue-t-on avec elle dans l'institution scolaire, dans la famille, dans la relation avec le pays d'accueil et ce qu'il offre encore de contradictoire entre le droit et le mépris ? C'est d'échapper ou de résister à cette tension qui donne à nos beurettes des cités leur force. Les réponses sont infinies concernant la façon dont elles s'inventent un nouveau destin, les unes choisissent de feindre la soumission aux obligations vestimentaires et rituelles, les autres foncent dans les ouvertures scolaires, les troisièmes comptent sur la roulette des risques amoureux, elles ont en commun l'urgence totale de sauver leur peau, chacune est seule, sans fanfare et sans guère de soutien. Autant de trajectoires de beurettes ciselées en l'occurrence par la plume très habile d'une chercheuse qui connaît si bien son terrain.

Au risque de tomber dans les clichés on peut même suggérer que la caille de Faf Larage, dont nous avons retrouvé quelques traits en ombres chinoises chez Faïza Guène et surtout chez Samira Bellil, est attendue de longue date par le monde immobile des braves gens et des pépères. Elle seule dispose de suffisamment de clairvoyance et de vigueur pour bazarder un coup de latte dans le monde pingre et crispé qui nous étouffe. Elle est le sel de la terre. C'est elle qui nous sauvera de la médiocrité autant que de la brutalité, elle le sait, nous aussi. Elle a pour armes fatales le rire et la rage de vivre. Il ne nous reste à espérer qu'elle le veuille encore, il est tard, le soir tombe et elle pourrait bien se passer de nous.

L'aut'jour on m'a volé mon blouson
J'dis pas qu'c'est elle,
Mais j'ai des soupçons...

Ta meuf, c'est une caille, mec...

Le saisissement pubertaire

Philippe Gutton[1]

Au préalable, imaginons l'adolescence comme une création. Au décours de la métamorphose pubertaire psychique et physique, l'adolescent se reconstruit. Naît *un besoin de créer* et d'abord d'échapper à l'automatisme de répétition de l'infantile, « se reprendre » autrement : « Je viens en consultation parce que je suis toujours le même. » Allons plus loin, l'inverse de la création serait quelque chose de l'ordre de la destruction. Je me détruis si je ne me crée pas. François Mauriac dans *Le jeune homme* écrit en 1929 : « L'échec du créateur c'est le monstre ».

> Le rêve d'Aline, quatorze ans, relaté à son psychothérapeute, donne l'occasion d'un moment créatif : « Je suis en short comme dans l'enfance mais avec des poils sur les jambes. » Le constat de sa pilosité lui donne à associer sur le fait « qu'elle était une petite fille grosse, boulotte, garçon manqué ». Après quelques souvenirs d'enfance, elle revient à l'actuel sous forme d'horreur de la féminité des jeunes filles « le ventre à l'air ! »... Infantile et pubertaire se rapprochent, se confrontent, voir se condensent dans une étrange erreur de date, sorte de lapsus : « J'ai été malheureuse de zéro à trois ans » ; après quelques échanges pendant la séance, son malheur se localise au départ de son père il y a trois ans, justement lors de ses débuts pubertaires jusqu'alors refoulés. Après le saisissement du rêve, son récit, les associations au cours des séances, rien ne sera comme avant : Aline innove.

Dans le travail de création trois processus s'échelonnent de façon strictement interdépendante. D'abord, « le saisissement » (Anzieu, 1981) par ce qui est éprouvé, ressenti déjà en acte : le corps pubertaire, en jeu dans le rêve d'Aline, tel le marbre que le ciseau du sculpteur aussitôt saisit. Cette origine est précisé-

---

1. Psychanalyste, université de Aix-en-Provence, directeur de la revue *Adolescence*.

ment ce que nous allons travailler. Création et sublimation sont quasi synonymes. À sa source, travail de dérive narcissique à partir de la pulsion, la sublimation serait un nom donné au processus associatif au « penser » qui n'a pas perdu la proximité avec les éprouvés où il puise son originalité, son innovation signifiante. La sublimation serait cet affect primo originaire qui, liant les sens (corporels) au sens (significations), crée des sens nouveaux. Une représentation est sublimée lorsqu'elle est liée à d'autres représentations. L'œuvre – son modèle pourrait être la poésie – colore ses significations de teintes corporelles. Peut-on parler des éprouvés-actions sans remonter les trajectoires de la sublimation ? Vers où conduisent les voies de la sublimation ? Vers les idéaux : ceux de l'histoire de l'adolescent, ceux des groupes auxquels il participe par l'amour et par l'amitié ; idéaux figés institués, idéaux en reconstruction, instituants. « Le spectre d'identité », selon l'expression de Michel M'Uzan, va des profondeurs de l'être – l'intimité interpersonnelle si indéterminée – jusqu'au monde des signifiants, associés aux idéaux.

J.-C. Kaufmann (2004) a développé une recherche que prolonge aujourd'hui l'argument de mon texte. Cette recherche concerne « le premier lendemain matin ». L'expérience amoureuse imposerait un changement « au vieux Soi » : «Voilà qui je suis, ce que j'étais avant et vers quoi je m'engage. » (*ibid.*) Urgence identitaire qui, « par l'image et l'émotion est susceptible de décoller de Soi » (*ibid.*), c'est-à-dire des convictions identitaires propres, nous dirions aussi des appareils de croyance. La différenciation des sexes se construit dans la profondeur du surgissement des nouveaux éprouvés génitaux... à condition que l'adolescent et ses autres se dessaisissent de leurs idéaux présents.

> Tatiana[2] « n'avait ni la beauté ni la fraîcheur de sa cadette, sauvage, triste, refermée, pareil à la biche craintive [...] elle aimait devancer l'aurore [...] les récits terribles ». Elle vit dans une solitude romantique au sein d'une bonne famille russe avec une hospitalité sans faille, avec confitures et dialogue. Derrière sa position de « repli sérieux et pur », elle

2. Héroïne de la tragédie de Pouchkine, *Eugène Onéguine.*

> est en état d'attente émotive dont elle ne comprend pas la source : « Longtemps son imagination désira [...] sa pâture. L'heure vint : elle aima [...] elle ouvrit les yeux et elle dit : c'est lui Onéguine ; dès lors, languissante, passivée, elle se voit en héroïne, elle boit le poison du désir [...] son sein se soulève, ses joues brûlent d'un feu subit. Ce qui était une esthésie vague et solitaire plus ou moins réprimée se condense dans une représentation énigmatique d'elle-même... et du monde. Elle cherche une confidente ». (Kaufmann, 2004)

Nous reprendrons succinctement les arguments du saisissement pubertaire tels que je les travaille depuis bien des années. J'insisterai ensuite sur un aspect théorique de cette différenciation qui en « décentre » – au sens de Laplanche (1992) – le fonctionnement plus que je ne l'avais pensé jusqu'alors, en installant l'interprétation de l'Autre comme clef de voûte du pubertaire.

Rappelons ce qu'il en est de la sexuation pubertaire.

1. Les forces identitaires pubertaires surviennent à la fin de l'histoire de l'enfance lors du deuxième temps de la sexuation humaine sous forme d'implantation nouvelle : elles procèdent d'une origine, l'instinct génital (trouvé et non retrouvé).

> « Chez l'homme, le sexuel d'origine intersubjective, donc le pulsionnel, le sexuel acquis vient, chose tout à fait étrange, avant l'inné. La pulsion vient avant l'instinct, le fantasme vient avant la fonction ; et quand l'instinct sexuel arrive le fauteuil est déjà occupé. » (Laplanche, 2000.) À la confluence de deux fleuves aux eaux fortement hétérogènes, rien ne prouve qu'ils arriveront à un mélange harmonieux. D'un côté, la pulsion et le fantasme infantile, de l'autre l'instinct pubertaire ; d'un côté le prégénital (incluant bien entendu le génital infantile, c'est-à-dire le phallique), de l'autre le génital. « Chez l'homme il y a de la pulsion sexuelle qui occupe la place majeure, décisive de la naissance à la puberté ; c'est elle qui fait l'objet de la psychanalyse, c'est elle qui est enfouie dans l'inconscient. Il y a de l'instinct sexuel pubertaire et adulte, et qui trouve la place occupée par la précédente. Cet instinct est donc épistémologiquement très difficile à définir, dans la mesure où, dans le réel et concrètement, il n'apparaît pas à l'état pur,

> mais dans des transactions incertaines avec le sexuel infantile qui règne dans l'inconscient. » (Gutton, 2003.)

2. « Le pubertaire savant » (Gutton, 2007) interroge, met en doute les expériences et certitudes infantiles et chaque essai d'organisation sexuelle et sexuée entre le passé et le présent. J'ai ainsi travaillé l'opposition, bien entendu dialectique, entre théorie infantile phallique et théorie pubertaire.

> La sexualité exclusivement masculine, la méconnaissance du sexe féminin, la différenciation – avoir ou pas un pénis – avec des sémiologies fort diverses entre l'angoisse et l'envie concernant telles ou telles symboliques, les problématiques de l'emprise constituent un appareil de croyances solides de la névrose infantile. Il est, dans le pubertaire, mis en doute ; plus encore, ce doute est nécessaire pour que la métamorphose pubertaire puisse avoir lieu : le pénis prend une reconnaissance nouvelle ; le « vagin-utérus » se révèle. La pression pubertaire se doit de délier phallus et pénis ; une fois le pénis libéré de sa signification phallique, le sexe féminin peut se dévoiler en lieu et place de la castration phallique. Les travaux de S. Lesourd (2007) sur cette levée de la méconnaissance infantile et la possible construction maintenant du féminin pour la fille et pour le garçon sont incontournables. Je parle du *roc biologique génital*, à partir duquel peut se reconstruire le complexe œdipien (d'adolescence). Sans ce roc, la génitalité ne saurait investir la théorie infantile, elle est couvée par elle « sans fin ». Une aliénation aux modèles (phalliques) déjà là et encore défendus (par l'adolescent en son intimité, ses parents, ses groupes d'appartenance, le sociétal) est une violence « passivante » ou révoltante (entraînant la peur de s'identifier ou la haine), nuisible à la création adolescente. Les théories phalliques constituent l'argument de ce que l'on nomme, depuis R. Stoller, *le genre* en tant que concept individuel (issu de l'infantile) et concept anthropologique. La confusion des langues entre adulte et enfant passe par le temps pubertaire.

3. La dynamique identitaire prend source dans des processus originaires (au sens de P. Aulagnier, 1975). Le témoin pubertaire en est l'éprouvé originaire de complémentarité des organes sexués.

Sur le modèle, zone érogène – objet partiel, habituellement étudié en psychanalyse comme fonctionnement interactif entre sein maternel et bouche du bébé, le centrage est effectué ici par l'instinct génital sur les zones du même nom : l'organe masculin est éprouvé avec l'organe féminin, présent ou halluciné et inversement, selon d'infinies interactions. Le but de l'instinct génital réside en ces éprouvés à l'occasion d'un objet partiel, but implicite du sujet pubère, impliquant une force nouvelle, un appel, une conviction. Il ne s'agit donc pas d'une auto-sensorialité à la Tustin, mais des connexions à l'autre sexe (ce séducteur originaire). Les éprouvés constituent une gestalt tout à fait comparable à ce que j'ai travaillé (Gutton, 1983) chez le bébé comme unité narcissique originaire : *ici unité narcissique originaire pubertaire*. Si l'objet complémentaire partiel n'est pas encore représenté mais seulement perçu, il est « déjà là » dans le programme de l'instinct. La génitalité, comme identité et choix, ne se construit pas par objet partiel ou par zone érogène, mais par des expériences pubertaires, « par accordage », écrirait D. Stern. Au début serait bien l'acte et précisément l'acte sexuel maintenant possible. Les éprouvés nouveaux revisitent (plutôt que « répètent », bien entendu) les éprouvés passés, en particulier les plus originaires de ceux-ci (théorie de l'attachement). L'originaire, en deçà de la représentation (appel de représentation ou provocation à représenter), est de construction complexe, son fonctionnement est d'abord économique. L'adolescent a une disposition particulière à fonctionner sous l'influence du quantitatif entre le plein – l'orgasme, par exemple – et le vide – l'alexithymie par exemple. Dans l'espace originaire sourdent, à partir des éprouvés, les productions inaugurales de la vie psychique ; le *pictogramme* (Aulagnier, 1975), comme son nom le donne à penser, est une image limitée, destinée à saisir l'éprouvé (ou l'affect pur) dans le fonctionnement, *in statu nascendi*, des interactions entre organes érogènes : « image de la complémentarité-dyscomplémentarité des zones génitales en action, image qui constitue le fond représentatif (ou réservoir pictographique) œuvrant souterrainement dans le travail d'élaboration ou, plus à vif, dans la psychose. Image d'auto-engendrement (en elle-même, elle ignore la dualité des zones érogènes qui la provoque), en deçà, bien entendu, de la subjectivité, de la constitution de l'objet total, de la fonction du primaire qu'impose à la psyché la présence d'un autre corps et d'un autre espace, en deçà de l'interprétation, du « je » organisateur de représentations idéïques et identifiant ou, apprenti historien, interprétant face à l'apprenti sorcier que constitue le ça. » (Gutton, 1997.)

4. Le devenir ordinaire de l'originaire est son élaboration, c'est-à-dire sa mise en représentation de choses et de mots : la scène pubertaire définie comme reprise de la scène primitive.

« C'est le temps où s'entrechoquent la force et le sens, l'un et l'autre ne pouvant être isolés. Le lieu est celui de la représentativité, précisément du passage de l'image-action, enraciné dans la biologie, aux représentations, aux identifications, c'est-à-dire, à la culture. » Poursuivons le raisonnement d'Aulagnier (1975) à partir de l'espace originaire[3] : l'étape évolutive seconde est la fonction du primaire, conséquence imposée à la psyché par la présence d'un autre. Les éprouvés et leurs reflets en images sont soumis « au désir de l'autre (en tenant compte d'une intention projetée sur le désir de l'autre et de l'activité fantasmatique) ». Telle est l'interprétation qui ouvre à ce qui est représentable des éprouvés pubertaires. L'adolescent n'a pas seulement besoin de se sentir pour être, il convient que ses ressentis fassent l'objet de représentations pour un autre. Les processus tertiaires, définis entre la chose éprouvée, toujours s'absentant, et le mot, organisent la capacité du penser qui émerge de l'appareil pulsionnel centré sur la pratique perceptivo-motrice. On peut dire qu'avant de faire un choix d'identité ou d'objet, l'adolescent doit être capable d'accueillir l'interprétation du partenaire. Il ne doit pas au moment de cette interprétation filer, s'échapper vers d'autres perceptions, les répétant, les inversant, de façon solitaire ou à plusieurs, les effaçant par quelques produits. Si tel était le cas, la sexualité risquerait de demeurer somatique, sans parvenir à se mentaliser, soumise à la pulsion de mort sans objet. Situons au passage les avatars, voire les impossibilités d'*adolescens* ou de subjectivation, qui défi-

3. Une autre formulation serait celle de la fonction alpha dans « l'appareil à penser les pensées » de Bion et des post-kleiniens. La capacité de rêverie de la mère métabolise les choses en soi du bébé : premier travail des deux partenaires du premier âge, comment travailleraient sur ce modèle les partenaires de l'âge pubertaire, et quels partenaires, incestueux ou de pairage ?

> nissent la psychopathologie pubertaire dans sa caractéristique même : l'originaire pubertaire y reste à vif (lacune d'intrusion ou d'incorporation). Devra-t-on dire psychose ou fonctionnement psychotique, selon la théorie de M. Laufer (2004) ? Quel adolescent ne laisse émerger quelque peu de « cette part psychotique » lors d'une vie passionnelle ou d'autres états d'addiction ? La force pubertaire pourrait être aussi qualifiée de perverse (Gutton, 2006), retrouvant le lien duel, le désaveu des lois pour en édicter d'autres... Le mécanisme maître serait celui du déni des processus *originaires* provoquant « l'asexuation », disqualification qui porte sur la complémentarité du masculin et féminin. Sa dominante tire vers ce que Green a défini sous les termes de « fantasme du genre neutre » (Green, 1973, p. 251-262) et sa tendance à s'actualiser « ni masculin ni féminin dominé par le narcissisme primaire absolu, aspiration au Nirvana ou état de néantisation psychique, zéro économique, auto-suffisance, avec des exigences auto-calmantes. Ces comportements auto-restrictifs peuvent procurer une signification suicidaire. » (Gutton, 2003, p. 235.)

Concluons : le pubertaire n'est pas un retour au corps, mais la formidable implantation de la nouveauté génitale qui a jeté l'ancre dans la chair et exige des significations ouvertes. Il n'y a pas de définition de cet originaire qui n'inclut un appel à l'Autre. Un travail psychique se développe : la mise en représentation. L'imaginaire naît du perceptif précisément tel qu'il s'est pour chacun transformé en traces. J'ai nommé scène pubertaire la scène primitive reprise par la génitalité. Le travail de l'adolescence suppose à la fois une capacité à retrouver l'originaire et une capacité à en sortir. La psyché a horreur du vide – nous le nommâmes morosité – que n'occupe que la sensorialité pensée.

La sexuation est l'effet d'un changement à la puberté, à la mesure et à la teinte que lui donne l'interprétation de l'Autre, « l'objet Autre ». Voilà *la décentration copernicienne* (Laplanche, 1992) sur laquelle j'insiste. La relecture des travaux de Laplanche m'incite à considérer électivement le pubertaire comme une seconde séduction originaire (Laplanche, 1987) et pas seulement comme l'étayage de l'instinct génital. Il n'y a de saisissement qu'inspiré par l'Autre... ne serait-il que le cygne de Leda. L'enfant pubère reçoit de l'Autre dans l'expérience sexuelle des signifiants énigmatiques, dont le sens est ignoré de l'émetteur lui-même, signifiants véhiculés par toute expression psychique, émotionnelle, langagière *et* gestuelle. Ces messages inconscients s'implantent en celui qui est en train de devenir adolescent, dans la mesure où il peut les traduire (refoulement originaire). Lorsque cette traduction est impossible, pour des motifs en partie liés au sujet, au message, à l'Autre, les messages génitaux font intrusion – J. Laplanche dirait intromission – et restent lacunaires dans le sujet, à la source de ce que nous avons décrit comme psychose pubertaire.

> Y a-t-il meilleur exemple clinique que le film de P. P. Pasolini, *Théorème* (1968) et son texte publié en 2004 ? L'Autre, l'invité, le visiteur (en référence à la visitation dans le Nouveau Testament) joue l'agir d'initiateur, de révélateur miraculeux auprès du quarteron d'une famille bourgeoise et de leur bonne Émilie. Pendant quelques jours ou semaines (la durée n'est pas claire), notre héros marqué d'une grâce et d'une beauté étrangère recelant « le sexe sacré », incite à la métamorphose. Il n'y invite guère, il est là. Il provoque le désir et la connaissance, au sens biblique d'être possédé par lui. De lui, nous ne saurons rien et d'ailleurs ce n'est pas chose indispensable. Les habitants de la maison ne succombent pas, loin de là, ils se révèlent du fait de l'invasion intrusive de leur désir sexuel à l'égard de l'étranger malgré leur résistance à sa formidable séduction. « On » interprète leur changement de façon fort variée : misère dégradante, révélation idéale, scandale, désordre, initiation, miracle (« comme la lumière jusqu'ici inconnue du matin [...] ») envoûtement, possession, soif d'être... Bref, l'idée que chacun avait de lui-même est mise à mal ou à mieux. Pubertaire tardif, assurément provoqué, pubertaire quand même.

La décentration est double : « l'Autre chose » (*das Andere*), qui est l'inconscient, ne tient dans son altérité radicale que par l'Autre personne (*der Andere*), en bref, par la séduction. « Que l'altérité de l'Autre personne s'estompe [...] et c'est l'altérité de l'inconscient qui est mise en péril » (Laplanche, 1992, p. 22-23). « L'Autre personne, c'est celle de la séduction, l'adulte qui séduit l'enfant. » (*ibid.,* p. 24.) « Ce dernier reste l'étranger, que l'on se contente des effets qu'il produit ou que l'on tente "d'aller le chercher dans la pièce à côté [...] afin de savoir si vraiment il s'y trouve". Il adresse un message qui ne peut être qu'énigmatique, dont les éléments premiers à traduire sont donnés dans la perception ; ce sont les signes de perception [...] et ils sont vécus lors des expérience de satisfaction. » (*ibid.*, p. 25.) Appliquons *stricto sensu* à l'originaire pubertaire ce raisonnement. L'hégémonie de l'autocentrisme, si fréquemment employée concernant les réflexions sur la sexualité adolescente, est balayée : l'acteur principal c'est l'Autre, le partenaire, pas n'importe quel partenaire. « Le primat de l'étrangeté externe » – l'appareil psychique externe de J. Guillaumin – et précisément de « l'autre personne première dans la constitution de soi-même » s'effectue au sein de l'expérience de complémentarité des sexes. Qui et comment est le séducteur ? Aux fins de la complémentarité d'organes, le partenaire est en jeu, porte-organe, telle la mère qui porte le sein, il peut être présent réellement ou imaginé (halluciné). Dans quelle mesure l'autre sexe est-il une forme empruntée par « l'objet petit *a* » défini comme objet-cause du désir ? Non présentable, identifiable par flashes, s'approchant sans se confondre avec lui de l'objet partiel, supposé énigmatique, forme imaginaire du manque dans l'autre. Il est plus précieux au sujet que la satisfaction de son besoin à condition que le besoin ne soit pas menacé. Il a été parfois rapproché de l'objet transitionnel qui en serait plutôt l'emblème. Dans ce raisonnement, on peut considérer comme transitionnels les signes d'une féminité ou d'une masculinité désirante chez l'Autre, manifestations de coquetterie ou de force dont le but est de provoquer le désir. Il ne peut s'agir de n'importe quel partenaire, disions-nous. Pour être l'objet Autre, (Laplanche) de l'expérience identitaire, « l'objet petit *a* » est accompagné d'un « grand *A* » (Chemama & van der Mersch, 1998). Il ne saurait être celui qui se définit par la satisfaction du besoin et du désir, il est l'étranger qui provoquerait de la masculinité ou de la féminité pubertaire. Reprenons le raisonnement de J. Laplanche : au centre de ces procès, celui de l'implantation. L'auteur désigne par là, rappelons-le, les signifiants reçus passivement sur lesquels s'opèrent les premières tentatives de traduction dont les restes sont le refoulé originaire : objet-source. On peut penser qu'une intromission dominante est un obstacle à cette reprise active, court-circuitant les différenciations des instances en voie de réformation et introduisant à l'intérieur de l'encore-enfant un élément rebelle à toute traduction génitale ou à toute sublimation, ce qui renvoie à la problématique de la psychose pubertaire.

Voici un exemple de la stupeur qu'un message violent est susceptible de provoquer. Il s'agit d'une craie sur papier jaune intitulée par Paul Gauguin *Jeune fille au renard*, qui sera reprise en peinture (en 1890-1891) sous le titre cru de *Perte du pucelage* et discute de « l'éveil du printemps ». Une jeune fille nue est étendue sur un sol rouge dans une maintenance soumise, rigide, froide, triste, immuable, les yeux ouverts étrangers, d'une peau blanche tranchant sur la prairie bretonne qui constitue le fond du tableau. À son côté se tient dressé un renard, gris dans le dessin et jaune dans l'huile sur toile ; il pose sa patte de devant sur son sein gauche marquant une emprise tranquille ; son regard est brillant. Dans les carnets où Paul Gauguin, grand dragueur bien phallique, conte et dessine, le renard intervient plusieurs fois avec une signification démoniaque et sexuelle, « symbole indien de la perversité » (1889). À cette même époque, l'un de ses bois sculptés se nomme « Soyez amoureuse et vous serez heureuse », conseil qu'il donne dans une lettre à Madeleine Bernard, la sœur du peintre Émile Bernard, pour qui il développait une passion[4]. Les critiques y virent « une vierge[5] saisie au cœur par les démons de la lubricité » : quelle lubricité ? Celle de Gauguin ou celle de la jeune fille ? Sans doute celle qu'il prêta à la jeune fille. Voilà une ligne de clivage entre la jeune fille et le renard ! Elle n'est pas un modèle professionnel mais une petite modiste de vingt ans, qualifiée de « point jolie mais expressive » par le peintre, qui devint

4. Dans le tableau d'É. Bernard, *Madeleine au Bois-d'Amour à Pont-Aven* (1888), la jeune sœur du peintre a la même position que *La Jeune Fille au renard.* Gauguin cherche-t-il à se moquer de la pure jeune fille qu'il désirait ?

5. Peut-on représenter la virginité autrement que symboliquement ? D'ailleurs, les symbolistes en firent leur thème préféré… tabou. La virginité peut être menacée, menaçante ou perdue.

sa maîtresse et qu'il laissa enceinte d'une petite fille à son départ aux îles. Je pense que ce renard pourrait également figurer le bébé assuré de son emprise sur sa mère. Paul Gauguin par son double titre inscrit la passivation dont souffre la jeune fille résignée comme femme-objet du dépucelage, offerte à la toute-puissance de l'idéal phallique, qu'elle ne met pas en doute. Dans l'impasse entre idéalisation et désidéalisation, quelle place pour sa sublimation ?

La *tiercéité* (grand Autre) est, en d'autres termes, présente dans le remarquable travail de C. David (1990) : ce qui crée l'expérience amoureuse est la mise en commun chez les amants de leurs idéaux du Moi. De façon un peu légère aujourd'hui, on parlerait d'une communauté de valeurs pendant le temps des amours. De façon plus profonde, voilà le sujet parental de transfert dont j'ai si souvent travaillé la nécessité, voilà l'Autre sans lequel aucune expérience pubertaire n'est élaborante. On réfléchira ainsi l'expérience amoureuse comme une mutualité fonctionnelle par laquelle le partenaire crée l'Autre et inversement (Gutton, 1996). Le choix du partenaire n'est évidemment pas indépendant de l'histoire de chacun. J. Laplanche (1992, p. 369) relate l'anecdote du jeune homme que Freud (1900), à propos du rêve d'Éparque, résumait ainsi : « Un jeune homme, devenu un grand admirateur de la beauté féminine, déclara un jour où la conversation tombait sur la belle nourrice qui l'avait nourri quand il était poupon : “Je suis désolé de n'avoir pas mieux profité de cette bonne occasion”. »

Quelles sont, en effet, les trames identificatoires de l'Autre (Gutton, 1998) ? Assurément, les figures parentales de ces adolescents en tant que père *et* homme, mère *et* femme. Il y aurait là un préalable à la différenciation identitaire, comme le conçoivent les thérapeutes familiaux psychanalystes (Eiger, 2006). Si l'objet Autre se construit dans la verticalité de l'histoire, la tendance contemporaine serait d'accorder de plus en plus d'importance aux valeurs horizontales, celles que transfèrent les pairs dans l'actuel ; l'identité masculine et féminine se construirait beaucoup entre amis et amants (voir le numéro *25-3* de la revue *Adolescence*). La complémentarité des sexes ne se déploierait que par la cause de l'autre parental historique et préhistorique, retrouvé-trouvé par le hasard et la nécessité parmi les pairs grâce à « ce manque merveilleux que l'objet aimé habille ou recèle » (van der Mersch, 1998, p. 293).

> Marquons une pause clinique avec *L'empreinte de l'ange* (Huston, 1998), histoire d'une jeune Allemande, *Saphie*, de 20 ans, au père nazi fort aimé, violée en 1945 lorsqu'elle avait huit à dix ans par les soldats de l'Armée rouge. Elle vient à Paris et travaille comme bonne à tout faire chez un flûtiste célibataire. Raphaël, entre deux concerts, devient vite amoureux fou de la ravissante jeune fille, il lui fait l'amour, l'épouse ; elle accouche difficilement d'Émile. Saphie est belle et blafarde, indifférente, sans expression émotive, « étrange par son manque d'empressement, son immobilité impressionnante tout en étant soumise, servile de façon extrêmement efficace » (*ibid.*), tant avec son époux qu'avec son fils ; elle fait très bien, juste ce qu'il faut, sans affectivité. Le hasard d'une rencontre avec Andras, exilé hongrois (du fait de l'oppression soviétique), réparateur de flûtes, la métamorphose. Avant même de le toucher, elle est envahie et bientôt terrassée par le désir. Sa deuxième rencontre est vécue dans un état orgasmique et océanique. « Leur accord est scellé en ciment » (*ibid.*), elle mène une double vie régulière sans problème. Ses relations avec Andras sont d'une tendre violence ; avec Émile, elle devient *de ce fait* une mère chaleureuse. Ce qui a pour effet que le jeune garçon considère l'amant comme son père. Les amoureux cultivent des idéaux communs de victimes faits de haine, de souffrance et de résilience, construits à travers leurs relations parentales évoquées et les traumatismes subis qui les rapprochent dans une douleur exquise, idéaux enrichis par les identifications actuelles aux Arabes persécutés par les Français à l'époque de la guerre d'Algérie. L'avenir de cette grande passion devint dramatique lorsque Raphaël se découvrit trompé. Il jeta d'un train son fils Émile qu'il ne considérait plus comme son fils et il en mourut.

Élargissons enfin l'espace de création : l'identité sexuée au cours et au décours de l'expérience du nous, et également du lien (*religare*), se cristallise dans une communauté, communauté d'adolescents et/ou communauté familiale au sein de l'institution du même nom (Maffesoli, 1993). Par « empathie, désirs communautaires, émotions ou vibrations communes » (*ibid.*,

p. 9), le style, cette force d'agrégation, propre de la culture en son aspect fondateur, s'élabore, naît et renaît dans l'alternance de la douleur, de l'incertitude et de l'enthousiasme. Cette mise en forme, qui n'est pas superficielle, correspond à l'art pas tant de se représenter que de se présenter ; elle marque un accordage différenciant le sensoriel, le perceptif qui se transporte, se transpose, dérive dans le discours. Sans aller plus loin, retenons l'ouverture à une culture de l'intime-extime, que suscitent les recherches de M. Maffesoli. Assurément, nous sommes loin du modernisme avec ses jeux de pouvoir phallique, en particulier sa lutte des classes d'âges selon des identités de genre assurées, bien individualisées, semées d'affirmations jugées provocatrices. Il est vrai que l'expérience amoureuse n'est pas facile à trouver chez l'individu moderne, voire hypermoderne (pour une définition, voir Aubert, 2004).

Concluons en faisant un retour à la cure, entre transfert et contre-transfert. Le contre-transfert, disions-nous, provoque le transfert (Gutton, 2006). L'Autre, le psychanalyste, est le supposé porteur d'un sexe autre, son incarnation symbolique. Nous ne mettons pas l'accent sur le genre de l'analyste, ce qui serait réducteur, mais sur la nécessaire distinction avec l'autre sexe : à chacun un sexe différent, dont l'attribut masculin ou féminin n'est qu'une distinction importante. Son écoute bienveillante, son interprétation, la construction du nous, ont un rôle d'analyseur. Toute différence soulignée dans une problématique conflictuelle organiserait-elle la sexuation ?

Bibliographie

Adolescence (1997). Monographie Sexualités.

Adolescence (2005). Corps et âme. *23*, 2.

Adolescence (2007). *25*, 3.

Anzieu, D. (1981). *Le corps de l'œuvre.* Paris : Gallimard.

Aubert, N. (2004). *L'hypermoderne.* Toulouse : Erès.

Aulagnier, P. (1975). *La violence de l'interprétation.* Paris : PUF.

Chemama, R & van der Mersch, B. (Eds.) [1998]. *Le dictionnaire de la psychanalyse.* Paris : Larousse.

Cournut, J. (1991). *L'ordinaire de la passion. Névrose du trop, névrose du vide.* Paris : PUF.

David, C. (1992). *L'État amoureux, essais psychanalytiques.* Paris : Payot.

Eiger, A. (Eds.) [2006]. *L'ancêtre.* Toulouse : Erès.

Freud, S. (1900). À propos du rêve d'Éparque. *L'interprétation des rêves.* Paris : PUF, 1987.

Green, A. (1973). Le genre neutre. *Nouvelle Revue de Psychanalyse, 7,* 251-262.

Gutton, P. (1983). *Le bébé du psychanalyste.* Paris : Le Centurion.

Gutton, P. (1996). *Adolescens.* Paris : PUF.

Gutton, P. (1997). Le pubertaire, ses sources, son devenir. In M. Perret-Catipovic et F. Ladame (Eds.), *Adolescence et psychanalyse : une histoire* (p. 193-212). Lausanne : Delachaux et Niestlé.

Gutton, P. (1998). L'amour et ses preuves. *Adolescence. 16,* 17-37.

Gutton, P. (2003). Esquisse d'une théorie de la génitalité. *Adolescence, 21,* 217-248.

Gutton, P. (2006). Adolescence démasquée. *Adolescence. 24,* 573-591.

Gutton, P. (2007). Le pubertaire savant. *Adolescence, 25.*

Huston, N. (1998). *L'Empreinte de l'ange.* Paris : Actes Sud.

Kaufmann, J.-C. (2004). *L'Invention de Soi, une théorie de l'identité.* Paris : Armand Colin.

Kaufmann, J.-C. (2005). L'invention de Soi, une théorie de l'identité. In J. Aïn (Ed.), *Paradoxes de notre société.* Toulouse : Erès.

Laplanche, J. (1987). *Nouveaux fondements.* Paris : PUF.

Laplanche, J. (1992). *La Révolution copernicienne inachevée.* Paris : Aubier.

Laplanche, J. (2000). Pulsion et instinct. *Adolescence, 18*, 649-668.

Laufer, M., & Laufer, E. (1984). *Adolescence et rupture du développement. Une perspective psychanalytique.* Paris : PUF.

Le Breton, D. (2005). La scène adolescente : les signes d'identité. *Adolescence, 24*, 587-602.

Lesourd, S. (2007). Le féminin à l'adolescence. Constitution d'un lieu. *Adolescence, 25.*

Maffesoli, M. (1993). *La Contemplation du monde. Figures du style communautaire.* Paris : Grasset.

Pasolini, P. P. (2004). *Théorème.* Paris : Gallimard.

Résumé. La scène pubertaire est une reprise de la scène primitive par la génitalité dans le sens où le passage à l'adolescence suppose la capacité à retrouver les traces de l'originaire et à en sortir par un travail de mise en représentation. Il s'agit d'une élaboration psychique supposant un Autre qui renvoie au sujet des signifiants énigmatiques qu'il vit lors des expériences de satisfaction. L'expérience amoureuse constitue ainsi une mutualité fonctionnelle par laquelle le partenaire crée l'Autre et inversement.

Mots-clés. Puberté, adolescence, corps, sexuation.

Abstract. The puberty scene is a remake of primal scene by means of genitality in the sense that the passage to the adolescence supposes the capacity to find again the memory of beginning and coming out by a representation-work. The question is a psychical development supposing an *Autre* who sends back to the enigmatical signifiants to the subject who lives satisfaction experiences. The love-experiences represent a functional mutuality by which the partner creates the *Autre* and inversely.

Key-words. Puberty, adolescence, body, sexualisation.

La féminisation du savoir : l'adolescence au féminin dans son rapport au corps, au sexe et au savoir

Michèle Benhaïm[1] et Jean-Jacques Rassial[2]

« Le transfert c'est de l'amour qui s'adresse au savoir »

Jacques Lacan

Comme le soulignait Simone de Beauvoir, le travail psychique à accomplir par l'homme se redouble d'une difficulté supplémentaire, d'un « travail en plus » chez la femme. Ce point s'origine dans l'adolescence. L'Œdipe nécessite, certes, que les interdits (inceste et meurtre) soient acceptés, subjectivés ; mais la condition de cette subjectivation repose sur une « promesse » relative à la jouissance. L'Œdipe se formule, en effet, dans le registre d'une promesse : il est exigé de l'enfant, garçon ou fille, de renoncer à la jouissance, d'abord à la jouissance symbiotique avec la mère qui cesse avec la fin de la « préoccupation maternelle primaire », et dont le baby blues avait déjà marqué un point d'arrêt. L'enfant est en mesure d'accepter cet interdit pour deux raisons. Winnicott avance la première : l'enfant ne peut pas faire autrement. À l'adolescence, il pourra faire autrement, la puberté lui en aura donné les moyens et relancera, par là même, la question de l'inceste maternel et du meurtre paternel. La deuxième raison inscrit une temporalité, fait appel à une nouvelle temporalisation, un « détour », dirait Wallon : l'enfant accepte parce qu'il lui est fait une promesse de jouissance ultérieure : « quand il sera grand », il pourra avoir accès, non pas à cette jouissance-là, mais à une jouissance de même poids. À l'adolescence, la déception du génital par rapport au phallique

1. Maître de conférences HDR, université Aix-Marseille.
2. Professeur de psychopathologie, université Aix-Marseille.

touchera les deux sexes. Cette promesse contient l'idée que, plus tard, l'enfant sera détenteur d'un pouvoir dont la condition est l'accès à un savoir. C'est pourquoi l'enfant s'engage dans l'école, accepte de s'y rendre, pour y trouver ce savoir qui lui donnerait ce pouvoir de jouir, de jouir de la mère.

Qu'en est-il ici de la métaphore paternelle ? du père symbolique, réel, imaginaire ? On ne rencontre jamais le père symbolique qui s'avère être le père mort de la horde primitive. Seul Dieu serait susceptible d'en occuper la place. Aussi l'intervention du père symbolique dans la question du rapport de l'enfant à la jouissance est-elle une intervention dans la langue, une pure fonction langagière. Restent le père réel et le père imaginaire pour faire tenir l'édifice. Or, de ces deux fonctions, réelle et imaginaire, sans le symbolique résulte le lieu actuel du père, c'est-à-dire le symptôme, le rond du sinthome. Il ne s'agit pas tant aujourd'hui de constater un supposé « déclin paternel » que de se confronter à un dénouage des fonctions symbolique, réelle et imaginaire du père, à une diffluence, une divergence, voire un clivage du père symbolique, du père réel et du père imaginaire.

Qu'est-ce que le père réel ? Celui qu'évoque Malinovski, c'est-à-dire celui auquel est attribuée une fonction biologique. Cette attribution est une construction imaginaire qui nécessite que la mère, la culture, la société croient en la fonction biologique du père, croient que c'est un acte sexuel qui est à l'origine de l'enfant. À défaut de cette croyance, le mythe œdipien reste sans effet.

Or, aujourd'hui, dans nos sociétés, c'est un acte médical qui peut se trouver être à l'origine de l'enfant, au travers, notamment, des procréations médicalement assistées. Ainsi défaille le père réel et, dans le même mouvement, ainsi la culture témoigne-t-elle d'une excroissance du père imaginaire. Non seulement il y a excès de père imaginaire mais, en outre, nombreux sont ceux qui voudraient venir en occuper la place : les médecins, les juges (agents de l'interdit, certes, mais pas de la castration)...

À quoi sert le père réel ? Winnicott montre que le père ne sert pas à l'enfant avant l'âge de six mois. En revanche, il sert à castrer la mère et à la castrer deux fois. En effet, il est attribué à ce père d'avoir transformé une femme en mère, et (même si ce n'est pas le même qui l'incarne, même si ce n'est pas forcément un homme) d'avoir transformé une mère en femme, ou de lui avoir rappelé qu'elle est objet cause de désir. Autrefois, cette attribution était très codifiée et reposait sur le droit du père à reprendre sa position d'homme au moment du « retour de couches » de sa femme.

Enfin, qu'est-ce que le père imaginaire ? Celui qui est paradoxalement censé détenir un savoir sur la jouissance de la mère. Pour synthétiser, retenons que la métaphore paternelle s'appuie essentiellement sur la conjonction de cette effectuation d'une castration de la mère, de l'Autre, d'une part, et de la détention d'un savoir sur ce qui fait jouir cet Autre, d'autre part.

Si ce qui participe de la jouissance de la mère, c'est l'enfant, si elle demeure dans une relation transitive à l'enfant où tous deux se comprennent parfaitement, c'est problématique.

Dans nos sociétés actuelles, la culture et la science font fonction de père imaginaire, et, ce, depuis le XIXe siècle. Les hystériques de Freud en avaient un certain savoir : le père réel n'est pas consistant, il a besoin d'elles, il a besoin du phallus qu'elles vont incarner pour lui.

La déception pubertaire à cet endroit est la même pour tous : tous, garçons et filles, découvrent, et c'est ce qui hystérise les adolescents, cette vanité du savoir attribué au père. Deux raisons sont à l'origine de cette déception : d'une part, la promesse de jouissance est toujours et encore reportée, renvoyée à plus tard. D'autre part, l'acte génital, contrairement à la jouissance Autre, ne nous assure d'aucun rapport sexuel ; elle nous assure d'un plaisir sexuel localisé mais pas d'un rapport à l'Autre : ce dernier est définitivement barré.

Qu'engendrent alors ces constats ?

Une réaction saine, psychopathique, « un trouble oppositionnel avec provocation », une réaction de dénonciation, de disqualification de ce savoir promis, de ce pouvoir qui lui aurait été associé, une réaction dépressive, une « juste dépression », avec son cortège de défenses maniaques (toxico-manie, manie, psychopathie...) lorsqu'il n'y a pas d'engagement véritablement mélancolique.

Lors de cette expérience adolescente, qu'est-ce qui diffère chez le garçon et chez la fille ? Pour le garçon, que l'homme existe et qu'il y en ait eu au moins un, le père, pour l'incarner, relève du drame. Que l'homme existe devient un signifiant vide. Le savoir qui semblait émaner de ce père imaginaire, véritable incarnation d'un idéal de la masculinité, s'avère ne donner aucun pouvoir ou un pouvoir bien dérisoire. Au temps d'un tel constat, un risque d'effondrement de la position masculine menace, dont témoigne le discours féminin actuel et récurrent qui se plaint qu'il n'y ait plus d'homme, que plus grand monde n'est susceptible de venir occuper cette position virile. Mais n'est-il pas logique de ne plus se réjouir de devoir occuper cette position à laquelle fait suite en général la place d'un père réel, « ce pauvre type » que nous décrit Lacan, seulement requis pour dire « non » ? L'adolescent découvre donc que le père n'est pas le référent du savoir et que la culture et la science occupent en réalité cette place. Cette découverte s'avère être catastrophique pour le garçon mais pas pour la fille. En effet, cette dernière sait déjà depuis longtemps que l'on ne peut pas compter sur le père.

Culture et science, en place de référents, s'opposent dialectiquement. La culture, terme métapsychologique chez Freud, recouvre les énoncés du « surmoi culturel », le surmoi de la civilisation qui désexualise les énoncés du Surmoi œdipien et vient poser de nouvelles limites. Lacan montrera, notamment dans ses écrits sur la criminologie, que ce qui différencie ce surmoi culturel du Surmoi œdipien, c'est que le premier ne promet que « des idéaux de néant ». La promesse est donc, pour le moins, différente. Le deuxième pôle, la science, s'oppose à la culture même si Freud l'introduit dans une continuité. Peut-être pourrait-on avancer que la culture défaille lorsque la science triomphe, voire que la condition même de la science relève de l'effacement de la culture. Un exemple de cette opposition radicale peut se retrouver dans ce qui oppose la conception de l'intelligence chez Piaget et la conception de l'intelligence chez Wallon. En effet, là où Piaget soutient que l'intelligence formelle permet de comprendre la science de son temps, Wallon avance que l'« intelligence sociale » s'origine d'une forte intégration de la culture. La science aujourd'hui est piégée par la technique, cette « morale » actuelle qui efface par exemple la morale sexuelle au profit d'une morale hygiéniste. Rien n'est en effet prescrit dans le registre de la sexualité à partir du moment où nous utilisons ce fétiche actuel qu'est le préservatif. (90 % des viols collectifs ont lieu avec préservatifs.)

Cette science qui bascule dans l'hygiénisme, dans la ségrégation, nous confronte à un type de savoir sur la condition même de la science : la forclusion de la castration comme lieu de division du sujet. C'est sans doute pour cette raison que nombre de « savants » deviennent fous... C'est sans doute également cette « folie » contre laquelle tentent de se garantir les lois bioéthiques dont s'affuble régulièrement la science actuelle.

Quelle est la demande faite à l'adolescent dans un tel contexte ? Ni d'accéder à la science, ni d'accéder à la culture, il lui est demandé de travailler au sens où le travail participerait à l'être générique de l'homme, à sa condition culturelle et à sa condition dans le champ du savoir. Or, devant le travail, dans un rapport aux tâches à accomplir dans le social, Françoise Héritier pose la question de la distribution des sexes. À propos du choix professionnel qu'il est demandé de faire aux adolescents, une position éducative consiste à croire que ce choix s'articule, d'une part au désir, au fantasme de l'adolescent, et, d'autre part, à ses compétences. Dans cette logique, nous percevons que ce qui est attendu de la profession, c'est un nom du père. Un nom du père qui désignerait, qui suffirait à désigner un sujet lorsqu'il sera question de s'adresser à lui. Or un nom du père, et n'importe quel signifiant peut en faire fonction, opère à deux conditions : qu'il soit transmis au sujet, et que ce dernier n'en soit pas totalement dupe. Une profession ne peut s'exercer sans basculer dans le champ fou ou tragique, qu'à la condition de mesurer qu'elle ne recouvre pas toute l'identité.

Revenons, dans ce contexte, à cette différence entre l'adolescent et l'adolescente : cette dernière en effet, ne croit pas trop au père réel, c'est pourquoi elle a la capacité psychique d'en faire un objet. Que le père ne soit pas exclusivement en position de créateur, de fondateur, de point d'origine, mais qu'il puisse être en même temps en place d'objet, est cela même qui spécifie le deuxième versant de l'Œdipe féminin. Cette intégration spécifiquement féminine de la métaphore paternelle permet à la fille de se situer plus aisément dans un lien culturel, dans un lien social et, nous le verrons dans une seconde partie, dans un rapport au savoir, dans un rapport à la profession, ces liens et rapports qui nécessitent justement l'engagement des noms du père sans trop y croire, qu'on les fasse travailler dans un certain détachement. L'hystérie protège de cette toute-croyance d'une certaine façon, dans la mesure où le sujet en position hystérique ne se satisfera pas d'être reconnu professionnellement, encore lui faudra-t-il y être aimé, y être reconnu par l'Autre en permanence, reconnu à une place dont il n'a aucune certitude (contrairement à la position paranoïaque). D'ailleurs, la société « scientifique » dont nous avons évoqué quelques traits est adéquate à la position de certitude qui caractérise la paranoïa. Nous citerons pour exemple l'engouement pour les avancées de la recherche en génétique qui élève la discipline au rang d'une explication universelle de tout. La duplicité hystérique permet en quelque sorte au sujet de s'engager tout en se protégeant, d'y « être sans y être ». Cette position spécifique conforte paradoxalement la position féminine et provoque, à l'inverse, chez le garçon, un sentiment d'impuissance imaginaire.

Ce développement revient à penser que l'intelligence formelle, qui signe le passage adolescent sur le plan cognitif, serait sexuée.

Au niveau formel, l'adolescent va avoir accès à la question du négatif, à la question de l'infini, à la question de « racine de moins un ». Pour avoir accès à la racine carrée des nombres négatifs, dont on lui a assuré jusqu'ici qu'elle n'existe pas, l'adolescent doit renoncer à croire au savoir. Le savoir formel complexe que représentent les mathématiques aujourd'hui exige une perte de savoir. Or, la position masculine exclut cette possibilité de perte de savoir, repose sur une sorte d'impossibilité de « décroire ». Ne plus croire ce que l'on a cru revient à céder sur la croyance en un savoir attribué au père, et intervient comme une rupture. Piaget était dans cette illusion d'une continuité entre l'intelligence formelle et l'intelligence opératoire soulignant l'intégration chronologique d'un stade par un autre. De plus, notre science elle-même progresse par ruptures et s'appuie, dans cette progression, sur des paradoxes. Elle exige de céder sans cesse sur son savoir, elle nécessite d'« oublier pour apprendre », de renoncer à du savoir pour en obtenir, d'accepter d'ignorer ce que l'on sait. C'est ce que confirment les récentes recherches en psychologie cognitive sur la nécessité d'inhiber pour apprendre. La psychanalyse est au fait de ce paradoxe ; Lacan l'a longuement enseigné. Mais science et culture sont tout autant concernées par ce développement par ruptures. La position féminine, qui en passe par l'intégration des deux mouvements œdipiens contradictoires (mettre le père en position de détenir un savoir sur la jouissance de la mère et le mettre en place d'objet), se confronte de façon adéquate à ce processus paradoxal.

La solution hystérique est donc une bonne résolution de cette contradiction qui fait du père à la fois un lieu supposé de savoir et un objet manquant. Pour le garçon, la duplicité s'introduit autrement. En l'occurrence elle intervient dans l'écart entre la mère, demeurée intacte, et la femme pouvant venir en position d'objet. C'est ce que reflète le « ravalement de la vie amoureuse » qu'évoque Freud et qui a trait à la bigamie naturelle de l'homme qui fait coexister une « maman et une putain », c'est-à-dire une bigamie qui relève d'une duplicité non paradoxale.

Plus précisément à présent, qu'attend l'adolescente du savoir ? Si l'adolescence est ce passage qui, entre autres, réactive l'enjeu du féminin, alors... qu'en est-il de l'adolescence au féminin, dans son rapport au corps, au sexe et au savoir ? Partons du constat que l'adolescence est ce temps où le sujet découvre que la mère est sexuée, que la mère est une femme. Aussi peut-on considérer qu'à l'adolescence, lorsque la féminité de la mère se révèle à la jeune fille, celle-ci peut y lire les signes d'une disgrâce et d'une sorte d'outrage, et qu'alors elle se tourne vers le savoir, soit dans le contexte ordinaire d'une hystérisation qui s'origine dans les signes de la castration plus nombreux (en termes de perte) chez la fille que chez le garçon, soit, dans le cas d'un symptôme surajouté tel que l'anorexie, vers un surinvestissement du savoir, le savoir comme un des noms de l'Idéal dans la mesure où, comme le souligne Winnicott, l'activité sexuelle à l'adolescence consiste davantage à se débarrasser de la sexualité que de s'essayer à la vivre.

Peut-on en déduire que l'attrait du savoir soit, pour l'adolescente, une solution phallique ? Sorte d'équivalent du meurtre de la mère au profit du phallus ? Le statut du savoir pour l'adolescente relève-t-il de l'interprétation de la castration chez l'Autre maternel ? Si le savoir c'est le lieu du désir, l'adolescente va-t-elle y jouer les enjeux de sa sexualité ou s'en servir pour s'en protéger ? Qu'est-ce qui, du sexuel, est interrogé dans ce lieu ?

Quelques remarques complémentaires à ces questions : comment analyser les enjeux d'une féminisation de la délinquance, champ dans lequel les filles se mettent à exceller, c'est-à-dire à se conduire « comme des garçons » ? C'est-à-dire, encore, peut-être à renoncer à la rencontre du féminin pour évoluer dans un semblant d'économie phallique. Revendication phallique propre à la fille selon Freud, et qui emprunte ici la voie d'une identification masculine caricaturale. D'autre part, la clinique nous enseigne que la souffrance relative au contexte familial ou social s'exprime différemment chez les adolescents et chez les adolescentes, les événements extérieurs venant en outre renforcer ces trajets.

À l'adolescence le sujet prend la mesure de ce qu'il en est de la sexuation. C'est le moment où il devient clair qu'une fille, ce n'est pas un garçon. Ce constat peut s'inscrire pour l'un comme pour l'autre dans une sorte de décalage dans le temps. Ils ne vont pas s'en rendre compte au même moment. En tout cas pas forcément. Ici vont se poser singulièrement les questions de l'angoisse et de la sublimation.

Pour la fille, le moment va convoquer les enjeux du devenir femme qui vont laisser l'adolescente pour le moins perplexe.

Se mêle à la question identitaire, universellement adolescente, « qui suis-je ? », la question « que vais-je devenir ? », et ce, dans un contexte parental et social où l'autorité ne s'énonce pas sous les mêmes termes : les filles ont toujours trois fois moins le droit de sortir que les garçons par exemple, c'est-à-dire d'effectuer une opération adolescente par excellence.

Ce « qui suis-je ? » s'origine dans la demande de la fillette à sa mère d'être reconnue, néanmoins, comme sujet, dans son être. Élément déterminant dans ce qu'il induira d'une acceptation de la castration imaginaire chez l'adolescente. Pour désirer, encore faut-il qu'avoir été désirée nous ait rendue désirable, question convoquée, à l'adolescence, dans le regard de l'Autre, comme elle avait déjà été à l'épreuve dans son discours.

Qu'attend l'adolescente de sa mère en tant que femme ? Cette question s'ouvre à l'adolescence. À l'adolescence, on dira « il y a eu de la mère », sur le modèle « il y a eu du père », s'il y a eu don, don maternel, que fonde le transitivisme, et qui contient comme une injonction maternelle en direction de la fille, à occuper une position de sujet désirant. Et ce, dans un contexte où l'Autre maternel étant clivé entre mère primordiale et femme du père, le féminin et le maternel s'en voient divisés, division dont l'effet est inévitable sur la subjectivité de l'adolescente. Le savoir et son investissement peuvent réunir ici les courants, sorte de phallus suturant le vide de l'énigme.

Notons encore que les bouleversements pubertaires peuvent participer plus ou moins largement à un mouvement de démobilisation des opérations intellectuelles et qu'enfin le statut scolaire a une influence sur l'image que le jeune a de lui-même. Mais ces bouleversements pubertaires peuvent également, et c'est plus largement le cas chez les filles, entraîner au contraire une survalorisation des opérations mentales se déclinant alors sous l'aspect d'apprentissages fervents, voire exaltés ou excessifs, c'est-à-dire symptomatiques. La question du rapport au savoir s'articule à la question du rapport au corps devenu pubère et s'inscrit dans la capacité psychique de l'adolescente à interroger les signifiants de la femme chez la mère, qui, s'ils font énigme pour elle, viseront à être explorés, notamment, au travers de la sublimation nécessaire que recouvre le rapport au savoir. Les adolescentes que nous pouvons recevoir nous supposent un savoir, supposent un savoir chez l'Autre, voudraient bien savoir, voudraient bien qu'on leur dise, en tant que femme, si notre désir est structuré comme le leur, version transférentielle fréquente... à partir de laquelle se mettent alors à se décliner peurs et angoisses adolescentes relatives à des débordements pulsionnels, à une perte de contrôle du fantasme. À cet endroit, à l'endroit où les méandres de la sexualité sont fragiles, les choses peuvent se lier (Eros) comme se délier (Thanatos), ce qui peut plonger l'adolescente dans une angoisse massive qu'un certain rapport au savoir, vraisemblablement quasi-obsessionnel, peut viser à contourner, rapport mêlant les questions de narcissisme dont l'enjeu est le phallus imaginaire dans le rapport spéculaire à la mère, et les questions œdipiennes plus structurales où c'est le phallus symbolique qui va venir en place de signifiant-maître du côté de l'Autre et permettre que le manque se symbolise comme condition du désir. L'adolescente doit ici en découdre avec sa culpabilité, celle d'avoir séduit le père, culpabilité qui alimente la dépression ordinaire des adolescents mais qui peut ici déborder le sujet au point que cela nécessite la mise en place de défenses contre la dépression, une manie qui peut alors porter sur l'accès au savoir, ou encore s'exprimer sous forme de question quant au choix d'objet, une alternative dans la sexualité féminine, à savoir, la mère comme objet primordial, ou le père comme objet œdipien ? Dans quel lieu jouir ? Quelle construction sinthomatique ?

La question du manque se joue, pour chacun, toujours un peu dans la signification phallique inconsciente que figurent les réussites scolaires ; contourné, inhibé, l'impossible rapport au savoir peut faire économiser l'angoisse relative aux enjeux identificatoires œdipiens convoqués ; et, au contraire l'excès, voire l'obsession du savoir, peut recouvrir une sorte de surenchère phallique au même titre inconscient qu'une part des enjeux de la délinquance adolescente féminisée, de plus en plus largement répandue aujourd'hui. Le pubertaire échappe à la maîtrise du symbolique, question que l'adolescente aurait sans doute aimé voir définitivement réglée. D'un irréductible point obscur contenu dans le savoir sur le sexe, s'origine, à l'adolescence, le symptôme. Va-t-il viser, chez l'adolescente, à court-circuiter le trajet désirant comme dans la toxicomanie, ou à contrer le « destin » comme dans la délinquance, ou enfin à emprunter la solution névrotique de la sublimation et se mettre au service des investissements mentaux et intellectuels ? Évidemment dans ce choix s'articulera la façon d'être singulière dans le monde des signifiants que véhicule l'Autre social pour l'adolescent en général, avec peut-être cette particularité pour l'adolescente de devoir se situer dans l'altérité à partir d'une position féminine, effet de structure induisant un rapport particulier à l'objet, du fait de devoir en présentifier les contours d'une cause de désir. La sexualité participe du lien social. Et pour l'adolescent il est difficile de trouver sa place dans la rencontre avec l'autre sexe, parce que c'est un temps de réactivation de la pulsion de mort. La sexuation reste une opération symbolique. Car la différence des sexes c'est le moment de la subjectivation du sexe. Ainsi y aurait-il un conflit entre devenir humain et devenir une femme, alors qu'il y aurait une continuité entre devenir humain et devenir un homme, mais c'est justement ce qui permet que l'humanisation actuelle des filles soit paradoxalement plus facile que l'humanisation des garçons.

Résumé. L'hypothèse des auteurs consiste à envisager la féminisation du savoir comme une conséquence de la défaillance du Père Réel. À la différence des garçons, à l'adolescence, les filles savent déjà depuis longtemps à quoi s'en tenir sur ce Père Réel, alors que les garçons ressentiraient, à cette même période, une profonde déception qui les détournerait du savoir. Cette question est discutée en relation avec les places respectives occupées aujourd'hui par la Science et par la Culture.

Mots-clefs. Adolescente, savoir, Père Réel, Science, Culture.

Abstract. The authors' hypothesis is that the access of knowledge by girls is a consequence of their relation with « Real Father ». They know from a long time how this father is and, unlike boys, they are not disappointed when coming on age. This question is discussed in relation with the positions of science and of culture in our societies.

Key-words. Girl, knowledge, "Real Father", science, culture.

Corps féminin, initiation, et marques

Ana Costa[1]

Initiation, interdiction et marque de la perte

Je propose d'introduire mon propos à partir de deux éléments : en considérant, d'une part, l'entrée dans le langage comme une perte dont la marque est institutionnalisée et donc collective, et d'autre part, en envisageant le rapport entre cette perte et l'instauration d'un savoir, celui du sacré et des mystères, qui ouvre l'éventail des questions relatives à l'initiation. Cette thématique sera avant tout traitée en la reliant à une série de questions culturelles, et dans un second temps, abordée sous l'angle de la clinique.

« L'initiation » est directement liée à l'introduction à un savoir secret. Par ailleurs, on peut dire à propos d'une personne « qu'elle va être initiée à l'activité sexuelle ». Le lien entre l'initiation et un type de violation du corps est exprimé de manière allégorique dans les rituels qui consistent souvent à marquer le corps. Ainsi, dans différentes cultures l'initiation sexuelle est parfois associée à des marquages corporels. Toute initiation impliquant le passage d'un état à un autre, s'accompagne de la réalisation de marques sur la peau, au moyen de tatouages, de *piercings,* voire de scarifications. Il s'agit de rituels souvent observés à l'adolescence, cérémonials qui remplissent la fonction de rites de passage impliquant un changement d'identité sociale.

---

1. Psychanalyste, membre de l'Association psychanalytique de Porto Alegre (APPOA), Brésil, docteur en psychologie clinique (université catholique pontificale de São Paulo), auteure des livres *A ficção do si mesmo. Interpretação e ato em psicanálise* (éd. Cia de Freud), *Corpo e escrita. Relações entre memória e transmissão da experiência* (éd. Relume-Dumará) et *Tatuagens e marcas corporais* (éd. Casa do Psicologia).

L'utilisation des marques corporelles ne se limite pas à une seule signification, elle met en évidence des références contradictoires. Elle sert – et a servi – à indiquer aussi bien une marque de noblesse qu'une marque de dégradation sociale ou personnelle. Il est important de montrer l'insistance de ses retours, après son bannissement lors de l'entrée en vigueur du monothéisme dans la culture occidentale. Cette utilisation représente, depuis le temps des Croisades, la fascination pour l'étranger qui en vient à définir le dehors de la société.

En ce qui concerne la relation entre le marquage corporel et l'initiation sexuelle, il importe de différencier ce qui ne change pas de ses dédoublements historico-culturels. En termes psychanalytiques, ceci signifie qu'il faut différencier un refoulement originaire de l'organisation du symptôme. L'organisation du symptôme est un effet secondaire des chemins où se dédoublent les manifestations de l'originaire dans la culture. Nous pouvons distinguer au moins deux registres qui insistent comme supports des marques corporelles : le trait symbolique et l'objet pulsionnel.

Le trait symbolique fait référence à l'acte de marquer le corps dans une fonction d'occupation de lieu de la « mémoire » d'un trait originaire, un trait qui s'inscrirait dans la rencontre entre le réel et le symbolique. La conséquence de cette rencontre est qu'elle entraînerait l'impossibilité de recouvrement total d'un registre par l'autre, notre condition de satisfaction se référant toujours à une perte. Cette perte atteindrait aussi bien le monde représentationnel – le « trou » du symbolique qui produit une limite dans nos univers – que nos objets de satisfaction. Il est pour habitude d'affirmer que cette rencontre est de l'ordre d'un refoulement originaire constituant une dénaturation des fonctions corporelles. La condition de cette dénaturation est que le corps ne se soutient que par l'organisation du langage, en tant que production de registres pouvant réaliser des équivalences. C'est ce trou originaire qui institue le corps comme un objet de circulation, autrement dit un objet/sujet aux échanges sociaux.

Le second registre, quant à lui, renvoie au découpage d'objets pulsionnels, qui divise le corps en zones de jouissance.

Cette division est extrêmement importante et elle correspond à la *Spaltung*, à travers laquelle émergent les formations de l'inconscient. En effet, le mécanisme ordinaire du langage qui prend la partie pour le tout (métonymie) trouve dans le support corporel l'équivalent de son principe de fonctionnement. C'est ainsi que nous avons la métonymie du langage d'une part, et l'orifice de la zone pulsionnelle (une « partie » du corps) d'autre part, qui fonctionnent comme des registres équivalents et disjoints. Dès lors, métonymie et orifice corporel peuvent se superposer. Dans l'exercice pulsionnel, c'est par l'insistance de la répétition que le trait symbolique et l'objet de la pulsion peuvent être reconnus comme occupant le même lieu.

Ainsi, nous sommes en présence de deux principes qui fonctionnent simultanément de manière disjointe et superposée. Ces deux principes sont ce qu'inaugure le trait symbolique désignant le trou du langage, ce que Lacan a appelé le signifiant du manque dans l'Autre. Par ailleurs, trait et objet mettent en évidence ce que sont les objets pulsionnels désignant l'objet de jouissance de l'Autre, que le sujet « aurait été » dans un temps mythique, le temps de l'impossible, ce que Lacan a appelé l'objet *a*. Le sujet a alors besoin de refaire, dans un second temps, ce qu'aurait été le mouvement de l'entrée dans le langage. Ce qui se « refait » alors s'impose comme une quête de subjectivation, d'appropriation d'un lieu symbolique.

Ces deux éléments – trait et objet – sont impliqués dans l'utilisation et la socialisation des marques sur le corps. Dès le début de la civilisation, ils ont fait partie de deux des grands courants culturels : l'institution du sacré et l'institution de l'esthétique.

Le sacré est apparu très tôt à travers des interdictions et des contraintes physiques, qui contiennent toute l'ambiguïté d'une limite, à savoir que les repères des contours corporels doivent être construits dans l'ensemble de la relation à l'autre, dans l'établissement réciproque de territoires et de géographies. Le sens majeur de la dénomination « interdiction de l'inceste » se situe dans l'établissement d'un point où l'humain se dédouble, s'extirpant du corps, pour s'établir sur les bases de son refoulement. C'est ce refoulement fonctionnant comme une sorte d'oubli qui va participer des constructions du sacré.

Les grandes religions monothéistes n'ont pas échappé aux questions sur le sacré lorsque celui-ci implique le marquage du corps. Elles ont également hérité d'éléments ayant appartenu au paganisme, tels que les rituels de purification. La circoncision, par exemple, survit comme un rituel à mi-chemin entre le profane et le rituel religieux.

Et à l'heure actuelle, comment pouvons-nous comprendre la manifestation de ces questions ? L'étendue et la variété des marques corporelles utilisées dans les contextes occidentaux restent synonymes d'étrangeté. De l'*underground* bizarre au mannequin sur le podium ; du *skinhead* à l'étudiante parfaite, des jeunes aux moins jeunes, avec un tel engouement pour le marquage du corps, on s'aperçoit que la fonction de ces marques n'est plus de situer les identités des personnes qui ont recours à ces pratiques. En conséquence, ces productions ne peuvent pas seulement être conçues comme des marques d'appartenance. D'où la question : comment les concevoir ?

Dans ce contexte, la prise en compte de ces marques passe par les effets du « discours de la science ». En ce qui concerne le corps, ce discours a comme support certains éléments qui orientent toute une série de prescriptions. L'une d'entre elles se situe du côté de l'hygiénisme, une autre, du côté de l'intention classificatoire de la taxonomie. Ces éléments, dont l'apogée se situe au XIXe siècle, organisent des prescriptions qui nous caractérisent encore aujourd'hui, de là notre penchant pour la maîtrise d'un savoir sur le corps. Ici, la recherche est surtout marquée par une relation donnée au savoir. L'institution de ce savoir et sa condition d'appropriation s'établissent sur un point spécifique, comme une recherche de production d'un « originaire », d'une manière peut-être beaucoup plus large que ce qui a été tenté jusqu'alors. Si nous faisons attention aux plaintes contemporaines sur la violence, on s'aperçoit qu'elles concernent peut-être ce point. Un acte qui équivaudrait à l'originaire serait toujours violent. Ce qui est curieux, c'est que l'« originaire » est toujours disjonctif, non classifiable, ce qui le situe à contre-courant de ce qui est recherché.

Sur la base de ces éléments, nous reprenons notre réflexion sur le lien entre l'initiation sexuelle et les marques corporelles. Rappelons à ce stade quelques questions abordées par Lacan dans le séminaire XX : la première concerne le rapport entre l'acte sexuel et le comptage (Lacan, 1985). Il s'agit de l'une des nombreuses énigmes soulignées par Lacan dans son analyse sur ces deux sujets. Il évoque notamment les traits de comptage faits par le marquis de Sade sur son chevet, signifiant ainsi cette interrelation entre acte sexuel et marque. Lacan établit un rapprochement avec la marque du trait unaire, dans les os d'animaux abattus. Dans l'inscription de l'acte, le rapprochement entre sexe et mort est très explicite, et c'est dans cette direction qu'il aborde le thème de la jouissance. Qu'est-ce qui permettrait de différencier un acte sexuel d'un autre étant donné que toute jouissance contient une certaine mesure de dissolution ? Chez Sade, on peut penser que le support du discours du maître situe la jouissance dans le registre des traits. C'est seulement de cette manière que chaque trait est inscrit comme un différentiel, dans la série inaugurée par le discours. C'est ainsi que le « coup » du discours et le « coup » de l'acte corporel deviennent équivalents. Chez Sade, le thème de l'initiation sexuelle – tout le développement de *La Philosophie dans le boudoir* par exemple – implique la violation du corps par le discours du maître.

Le thème du trait et du comptage apparaît également dans l'analyse lacanienne de Dom Juan. Tout indique que chaque femme équivaut à chaque acte, car, nous dit Lacan, Dom Juan les prend l'une après l'autre, on peut les compter. Ici la particularité est que la jouissance ne se limite pas à chaque acte, mais à chaque femme.

La question impliquée dans « l'initiation » contient en elle-même la complexité des questions posées auparavant. L'initiation concerne le passage à des états sans support de représentation. Cela signifie qu'à la violation du corps, il peut ne pas correspondre une inclusion où le corps serait contenu par un représentant symbolique. Autrement dit, une identité sexuelle n'est pas suffisante pour contenir la jouissance où se trouve toujours une certaine mesure de dissolution.

La mère et la marque de la jouissance

> Ce n'était pas son premier bal de l'école, mais c'était la première fois qu'un garçon l'invitait à danser. Elle avait 13 ans et les regards de ses parents étaient rivés sur elle, provoquant son inhibition. Elle aurait préféré ne pas danser dans ces conditions, mais elle eut peur de refuser et d'offenser le garçon. Elle accepta, mais très vite elle se cacha des regards. Cela ne résolut pas grand-chose, car une interpellation de la mère s'y était marquée, elle qui s'occupait de tous les signes exprimant une relation au corps féminin : les règles, les seins, le travail du père avec son corps à elle, la mère. À chaque interpellation, le corps de la jeune fille se crispait, fermant les orifices.

Des questions similaires à cet exemple, extrait de la parole d'une patiente, ne sont pas rares dans la relation entre une mère et sa fille. Dans le passage adolescent, elles entraînent une condition d'interpellation très particulière. Pour avancer sur ce point, je présente ci-après certaines facettes de la relation entre féminin et écriture liées à une différenciation importante qui concerne deux termes : initiation et déclaration du sexe. Dans ces deux termes, la position du sujet est totalement différente. Dans l'initiation, la dimension de passivité et de violence entrent en scène. Quant à la déclaration, elle présuppose un temps d'expérience, une certaine circulation à travers la question fantasmatique, jusqu'à ce que le sujet soutienne la référence sexuée. Par rapport à cette dernière question, rappelons comme référence plus directe le dédoublement des trois temps, donné par Lacan dans son temps logique.

Je souhaiterais ici comparer les termes d'« initiation » et de « déclaration ». L'initiation renvoie à l'inexpérimentation, à celui qui doit être accompagné sur un terrain, soulignant son inhabilité, délivrant le sceau de la virginité, comme bien ou comme stigmate mais, quoi qu'il en soit, toujours comme un risque. Ce qui est en cause ici est le vestibule, le seuil de la porte de sortie vers la carte ou vers le désert, d'une rencontre première avec le bord de l'Autre sexe. La déclaration, elle, renvoie au témoignage de l'expérience de celui qui a osé errer et qui revient dans les murs de la ville, en les élargissant ou en les restreignant, mais toujours en les rénovant. Dans ce cas, « déclaration » implique un sens social, comme rénovation ou confirmation du code qui régit les identités groupales. Circulons donc dans l'élaboration de ces termes.

L'initiation se situe par rapport à un changement d'état, dans le passage adolescent par exemple. Il s'agit d'un terme qui fait allusion aux mystères : mystère du sexe, mystère du désir. Étant un mystère, la référence à un savoir dirige ce changement d'état. Et comme elle se représente comme étant de l'ordre du « mystère », elle peut être pleine de sens religieux. Dans les montages sociaux, cela s'observe dans ces figures qui ont servi au cours du temps à donner corps à l'initiation en tant qu'appropriation de savoir lié à ce sujet, tels le « guerrier » et le « scribe » : des figurations qui, tout au long des siècles, ont incarné la soumission aux desseins des mystères. Ces figures font réfléchir, parce qu'elles présentent des paradoxes. Leur incarnation était réservée aux hommes, mais dans une position féminisée. En d'autres termes, ces figures exerçaient la virilité dans une condition de passivité et de servilité.

La thématique de l'initiation a traversé les siècles avec cette double assonance : l'acquisition et la maîtrise d'un savoir sur une énigme donnée, l'énigme de l'autre sexe, par exemple, et la mise en acte de ce savoir. Je dirais que ces deux conditions apparaissent liées et que la possibilité de transposition plus ou moins réussie dépend du fait qu'il puisse se produire socialement un lien entre elles, entre savoir et mise en acte de ce savoir. Ce lien peut se nouer de plusieurs manières et nous pouvons d'ores et déjà souligner ses extrêmes, qui se situent souvent dans les passages à l'acte avec violence.

Les mystères apportent avec eux la reconstitution du lieu et la fonction d'un idéal. Le travail psychique nécessaire pour transposer l'adolescence n'est pas simple. Chaque culture produit ses aménagements possibles qui répondent à ses organisations discursives. Le travail de nouage implique que soient présentes dans l'idéal social les conditions pour l'exercice sexuel, dans la mesure où ce dernier n'est pas seulement un travail individuel, il est aussi social.

Le lieu des mystères concerne la fonction du fantasme. On sait, depuis Freud, que la sexualité fait un trou dans le réel. Ce qui appartenait au champ de la curiosité infantile, où était primitivement ancré le sexuel, perd l'arrimage des relations premières lors du passage adolescent. Il devient alors nécessaire de constituer quelque chose qui rétablisse cette fonction, non sans passer auparavant par les réactions de pudeur qui révèlent quelque chose d'une privation. C'est à ce stade qu'entre en scène la fonction du fantasme. Le rapport au mystère supporte la tessiture d'un voile nécessaire pour l'approche du réel. On le sait, le rêve a également cette fonction : ce n'est qu'à travers lui qu'est possible une sortie d'expériences actualisant un trauma originaire. À la puberté, l'expérience corporelle est aussi une actualisation de ce trauma.

Dans le passé, j'ai développé une approche sur le thème de la virginité féminine en tant que tabou social (Costa, 2003). Cette condition a déjà incarné culturellement à d'autres époques l'énigme du phallus – énigme où s'actualisent les mystères – en en étant une des expressions les plus efficaces. Le phallus, comme signifiant du manque, fonctionne comme un voile qui recouvre la castration et la relance dans un au-delà. La vierge en faisait un corps social et c'est pour cette raison que la perte de la virginité pourrait représenter de la violence, comme la chute du voile et la réalisation de la castration (ces sens se maintiennent encore dans le privé, pour chaque individu). Cette fonction sociale concernait également les jeunes hommes par rapport à leur initiation. La possibilité de réaliser la rencontre de l'Autre sexe (pour les hommes et les femmes) est aussi d'actualiser la rencontre du vide du phallus, c'est-à-dire sa dimension purement signifiante, celle d'être un simple représentant pour le sujet.

Ce lien particulier de la vierge au phallus a déjà représenté un savoir – une supposition de savoir – dans les liens religieux surtout, où les visions et les prophéties orientaient les décisions.

Ici se situe également un exemple d'entrelacement entre mystère et incarnation de savoir. Au cours de l'Histoire nous en rencontrons plusieurs, à l'exemple de Jeanne d'Arc, qui a fortement marqué l'histoire de France.

Par rapport aux mystères, j'aimerais aussi souligner l'aspect qui concerne la relation mère-fille. Je vais me baser sur le travail d'une analysante, qui a fait le rêve suivant : elle est enceinte, mais c'est un faux ventre, fait de chiffons. Malgré tout, elle ressent des contractions réelles. Voilà le rêve. Les chiffons sont associés à une activité de la mère, qui cousait des poupées de chiffon pour les vendre. Durant son enfance, cette analysante vivait entourée de jolies poupées qu'elle ne pouvait pas prendre, parce qu'elles étaient destinées à la vente. Ainsi, avec le « produit » de la mère – qui se représentait dans les poupées/bébés – elle ne pouvait pas jouer. La mère de cette patiente avait une autre particularité : hypocondriaque, elle passait son temps chez les médecins, entourée de discours fonctionnels sur le corps. Lorsque la patiente a voulu en savoir plus sur le sexuel, elle a fait des recherches dans ce qui était accessible chez elle, à savoir une encyclopédie médicale.

Dans la maison de cette analysante, la référence au savoir avait deux visées : d'une part, la manipulation du corps par le savoir médical, qui constitue le champ des certitudes ; de l'autre, un secret transgénérationnel, lié à l'immigration de ses grands-parents maternels. N'ayant pu avoir accès à ce secret, il revient comme mythe dans les constantes immigrations de descendants, comme ce fut le cas pour cette jeune femme. Ainsi, la référence au savoir comme transmission du mystère du phallus, dans diverses circonstances, reste parfois limitée au champ maternel, ce qui rend problématique sa dérivation. Dans le cas de cette patiente, ce qui est interdit par la mère se confond avec ce qui est impossible à savoir, et ces questions n'incluent pas la référence paternelle. Autrement dit, la transmission transgénérationnelle se situe comme étant empêchée dans la lignée maternelle, comme quelque chose de sa jouissance exclusive, le mariage n'étant pas inclus. Dans le rêve de ma patiente, son activité manuelle s'interprète comme une gestation qui n'inclut pas le père.

Pour poursuivre ce travail, il serait intéressant de développer – nous ne le ferons pas ici – les questions liées aux travaux manuels qui tissent des fils de savoir entre mère et fille. On peut y voir, en filigrane, le thème des contraintes. C'est par exemple le cas d'une autre patiente, qui a toujours caché à sa mère qu'elle brodait des serviettes, parce qu'il s'agissait d'une spécialité maternelle. Elle n'a pas non plus voulu « tout enlever » du territoire maternel, s'arrangeant pour reconstituer les broderies sur les serviettes et laissant les bords en crochet au domaine maternel exclusif. Qu'y a-t-il de mieux comme arrangements pour savoir tisser les bords que les broderies sur les serviettes et les draps, les petits orifices des crochets et des dentelles ?

Bibliographie

Costa, A. (2003). *Tatuagem e marcas corporais*. São Paulo, Brésil : Casa do Psicólogo.

Callois, R. (1996). *El hombre y lo sagrado*. México : Fundo de Cultura Económica.

Lacan, J. (1985). O Seminário. Livro XX. *Mais, ainda...* Rio de Janeiro, Brésil : Jorge Zahar. *Le séminaire XX. Encore*. Paris : Le Seuil, 1975.

Résumé. L'entrée dans le langage constitue une perte qui n'est pas sans rapport avec l'instauration d'un savoir secret, mis en relation ici avec l'initiation, qui comporte le recours à des marquages corporels dont la signification n'est pas univoque puisqu'elle comporte deux supports : le trait symbolique et l'objet pulsionnel. Ces éléments théoriques sont envisagés sous l'angle culturel avant d'être étayés sur des exemples cliniques.

Mots clés. Corps féminin, initiation, marques, trait symbolique, objet pulsionnel.

Abstract. The acquisition of language represents a transmission loss which could be related with the body markers in the case of the ritual. The representation of these implied two directions, the symbolic features and the object of the drive. These theoretical aspects are considered in the line of the cultural view before being founded on clinical single cases.

Key-words. Female body, ritual, markers, symbolic feature, object of the drive.

L'adolescente et la prostitution

Olivier Douville[1]

Nous ne voulons pas ici considérer les divers phénomènes de prostitution sous un angle vaguement moral ou, pire encore, compassionnel. En même temps, cela ne va pas sans difficulté pour le fonctionnement de la théorisation psychanalytique dont cet article se réclame, à juste titre et non sans arguments. Cette dernière comporte en effet certains privilèges, comme celui de miser sur la possibilité de processus de subjectivation venant à se construire aussi, mais de bien particulière façon, dans ce que le « sens commun » repérerait comme les pires conditions d'exploitation sociale ou sexuelle du sujet. Ce privilège, à condition de le tenir dans le pré carré d'une épistémologie psychanalytique, n'est certes pas une outrecuidance. Il convient de noter, tout de suite, que l'évaluation psychanalytique des processus de subjectivation (montages entre identité et rapport à l'altérité) qui peuvent se produire dans l'acte de se prostituer ne peut se mener que dans un respect du « cas par cas », du « un par un ». C'est en ce sens que notre texte ne peut servir d'argument à un débat qui condamne la prostitution, pas plus qu'à d'autres qui la légitimeraient ou la banaliseraient.

Délinquance sexuelle et Surmoi : notes sur un texte de G. Devereux

Je situerai un des premiers jalons de mes réflexions concernant le phénomène de prostitution de la jeune fille, envisagé sous l'aspect de ses causalités psychiques et de ses incidences subjectives, dans ma rencontre avec le texte de G. Devereux (1964)

1. Psychanalyste, maître de conférences en psychologie clinique, université de Paris 10. Unité de recherche Médecine, sciences du vivant, psychanalyse : université Paris 7. Directeur de publication de *Psychologie Clinique*. Courriel : douvilleolivier@noos.fr

sur « La délinquance sexuelle des jeunes filles dans une société puritaine ». Ce texte rend compte du comportement de prostitution des jeunes filles confrontées à la répression particulièrement féroce qu'exerce la morale puritaine sur des expressions du désir sexuel, et de la sexualisation de l'image du corps. Comme souvent, Devereux simplifie et dresse de la société puritaine qu'il incrimine un portrait acide, sans nuance, de sorte qu'une lecture trop pressée finirait par confondre l'idée centrale de cet article avec une façon de plaidoyer pour l'innocence des pauvres chères petites confrontées à un monde hostile et cruel. Le refoulement (mécanisme idiosyncrasique) et la répression (façon de faire avec le sexuel propre à une société donnée) sont assimilés, abusivement. Il est vrai que des prises de position superficielles de Devereux sur le monde occidental moderne ne donnent guère confiance au lecteur instruit dans la capacité et la pertinence qu'aurait l'ethnopsychiatrie à parler des formes actuelles du lien social. Bien sûr ce n'est pas en son aspect plaintif et moralisateur que réside l'essentiel de cet article. Sa thèse centrale suit le droit fil des hypothèses exprimées par Reik puis par Lacan et qui articulent délinquance et tyrannie surmoïque. Une phrase nous met sur la voie : « Les délinquantes juvéniles ne se livrent pas à une activité sexuelle véritable, mais utilisent leur sexualité comme moyen en vue d'une fin agressive ou masochiste et d'une manière qui constitue en soi une atteinte à la sexualité authentique, la sexualité adulte. » (Devereux, 1964, p. 194) Certes, quelques paragraphes plus loin, Devereux déclare : « L'élément de révolte présent dans toute déformation de la personnalité exige pour se manifester – et aussi pour soulager l'anxiété sous-jacente – un symptôme qui tombe sous le coup d'un rigoureux tabou social. » (Devereux, 1964, p. 196) La théorie sous-jacente est une théorie de la norme et de la mascarade. L'identification fondamentale est celle qui mène un sujet à adopter de façon antagoniste les traits, et même les modèles de déviance que rejette ou condamne la société à laquelle il appartient.

L'individu fondamental de cette ethnopsychiatrie, discipline alors rétive à tout nivellement culturaliste de la personne – ce qui ne fut plus le cas en France dès les années 1980 – est l'individu, atypique et hors norme. Une telle centration était aussi un des axes de la démarche anthropologique du moment qu'elle pensait remonter à l'ordre du normal et de l'institué en travaillant sur les figures du désordre de l'excès et de la transgression. Devereux (1964, p. 211), toutefois, continue son propos sur une lancée plus freudienne, il a tout de même vu autre chose que les fameux « modèles d'inconduite » qui furent aussi un temps, avec un des ses maîtres, Ralph Linton, l'espoir de la psychologie culturelle aux États-Unis. Il n'attribue pas à une volonté de défi, ou à une recherche de loi et d'assignation ces conduites de délinquance sexuelle qu'il étudie. Ce qui est au cœur de la motivation psychique de ces jeunes filles ne se résume pas à un jeu de position du sujet entre un idéal et un contre-idéal. Et, de même, la seule idée d'attribuer l'inconduite sexuelle à une régression pulsionnelle, libérée dans toute sa crudité l'horripile. Je cite :

> « L'inconduite sexuelle ostentatoire de la fille délinquante, conformément à ce rôle de symptôme-écran que nous lui avons attribué, hypnotise littéralement psychothérapeutes et éducateurs qui sont amenés à prendre la fille délinquante exactement pour ce qu'elle se donne, une "machine du ça" à l'état sauvage, au lieu de voir en elle une puritaine dont le Sur-Moi bat la campagne. » (Devereux, 1964)

Parti des thèses de Linton, et les transcendant, Devereux a forgé une clinique psychanalytique du social, qu'il porte à sa plus grande cohérence dans cet article. En faisant dépendre la logique des identifications – qui se cristallisent dans ce qu'il nomme un « symptôme-écran » – d'une clinique du Surmoi, il rend compte de la position subjective. On dirait l'esquisse formelle d'une reprise du texte de Freud, *Malaise dans la culture* (1930), mais qui disjoint radicalement deux formes de Surmoi : l'un consolateur tressé aux idéaux pacificateurs de la pulsion, l'autre réduit à son trognon d'imposition, à sa cruauté. Il s'agit bien, dans le texte de Devereux, du Surmoi archaïque. Pas encore le résultat d'une intériorisation des voies de la tradition et de la culture et pas encore ce médiateur qui permet de situer la loi et la castration, non comme stigmatisant une personne ou un groupe, mais comme circulant entre les personnes et les groupes. Ce Surmoi est un résidu des premiers choix d'objets. Il énonce bien un « sois ainsi », mais ce moment de commandement n'ouvre pas le destin du sujet à se faire tresse et enjeu d'identifications. Le « sois ainsi » du Surmoi archaïque est un énoncé féroce, une instance symbolique qui épingle le sujet sous un seul mot, sous une seule image, sous un seul code. Une instance symbolique certes, mais qui a cette particularité, réduisant le sujet à une seule chose, de ne le situer dans aucune discursivité, dans aucune confrontation dialectique avec l'idéal. Les énoncés du Surmoi, loin de refléter la règle sociale, sont en excès et en discordance par rapport à la loi pacifiante du symbolique. Féroces, ils récupèrent cette part interdite de la jouissance qu'ils exercent contre le sujet. Cette thèse est déjà chez Freud lorsqu'il considère cet aspect du Surmoi qui pousse à aller au-delà du principe de plaisir.

Remarquons que c'est bien en ce point que les théories psychanalytiques du commandement surmoïque divergent quant à l'« au-delà » sur lequel elles mettent l'accent. Le Surmoi pacifiant, capable d'humour et tressé à l'idéal, provoque à aller au-delà des états contemporains de l'idéal, il pousse à réinventer et à retrouver les insignes de la filiation, à les trahir et les traduire pour les recomposer dans un avenir ouvert. Il pousse à un au-delà du Moi sur le plan de l'identification, en projet et en ouverture. L'autre version du Surmoi, celle donc qu'entrevoit Devereux en son article, pousse, en revanche, le sujet à un au-delà du principe de plaisir par prescription de jouissance. On aura reconnu là l'aspect le plus irréductible et le plus intraitable du Surmoi selon Lacan. Mais on aura surtout situé ce que nous enseigne l'expérience de la cure psychanalytique. En effet, cette dernière nous apprend que la position du sujet par rapport au sexuel est dépendante de la part du dire de ses ascendants qui contient une part de mal-dire, une façon de stigmatisation.

Ici ce que nous nommons Surmoi n'a donc plus rien de commun avec un guide bienveillant et bourru venant réprimander les caprices de notre Ça !

Trauma et Surmoi

Trauma et Surmoi d'un être venu au monde de l'identification sexuée sous le sceau d'une stigmatisation, d'une parole de déchéance... nous tiendrions là un fil rouge. « Prostituée » est un mot que j'ai rencontré dans ce que peuvent relater des jeunes prostituées, à cette équipe de soin éducatif que je supervise, dans deux emplois opposés, et sans doute solidaires. À l'injonction souvent dans l'enfance entendue : « Tu seras une prostituée », répondrait la déclaration d'identité : « Je suis une prostituée. » C'est une telle déclaration identitaire, prononcée par une jeune fille de 18 ans qui se présenta ainsi au lieu de dire son prénom, qui remit l'auteur au travail. Retournement du passif en actif, déplacement du sujet dévoilé et chosifié au sujet dévoilant son être sous un mot de défi, on voit bien le prix que représente cette invention, ce passage de l'insulte à la déclaration de soi, cette transmutation du stigmate en nom de guerre. Il faudrait tout de suite ajouter que cela ne nous étonne pas, car cette façon de décliner son identité en mettant en avant de la différence est bien dans l'air du temps. Je sais que beaucoup de textes ont été écrits dans ce sens-là.

Surtout, n'allons pas trop vite. Avant de stigmatiser l'époque de l'identitarisme, il conviendrait, sans doute, de situer les enjeux de cette déclaration identitaire. Ils sont simples. Au seul plan manifeste, on les voit défiler : la prostitution est non seulement une scène, mais un mode d'être, non seulement un acte, mais une profession, etc. On comprendra sans mal que plus un mode de vie du sexuel entraîne un vide d'être, plus la déclaration d'identité sera fracassante, fière et acharnée à se vouloir légitime. Et, dans ce fil-là, nous ne pourrions enclore un sujet dans les mots qu'il utilise et ordonne pour conjurer son propre évanouissement à lui-même. Cette déclaration est bien un montage où le discours social vient donner un sens assigné à cet effet d'identification imposée. Une certaine méconnaissance s'ensuit si rien de cette identité n'est soumis à un nouveau remaniement subjectif. La fierté identitaire, rempart narcissique, clôt tout questionnement, sans pour autant mettre un terme à l'angoisse ou à la dépression, ceci ouvre à d'autres problématiques cliniques.

Nos précédentes considérations sur la gourmandise cruelle du Surmoi peuvent nous autoriser à considérer cette déclaration d'identité comme une parade devant l'angoisse et la honte de n'être plus désignée que par un seul terme. Cette déclaration ne vaut pas pour simple protestation de l'être meurtri ou humilié. Si elle fait de l'injure une signature, elle reste souvent une nomination traumatique et signe une séparation – difficile et mal engagée – du discours et du corps du sujet d'avec le discours maternel. Sur ce dernier point, je fus plus édifié, qui s'en étonnerait, par les cures psychothérapeutiques mentionnées au début de ce texte.

Il me semble plus simple – et peut-être est-ce plus important – de discuter un peu plus avant ce constat d'une hostilité très importante à laquelle ces jeunes filles ont dû faire face dans la relation avec leur mère. Si des paroles comme « tu es une putain, tu seras une prostituée » dites sur un mode furieux ou émises dans le sacré meurtrier d'une délectation perverse ont pu avoir autant de poids, c'est bien parce qu'elles furent reçues dans un registre particulier de l'« entendu ». Ne pas poser cette condition reviendrait à édicter des causalités impérieuses et causalistes, fort éloignées de la finesse clinique requise par une telle étude et à laquelle nous tenterons de parvenir. Le schéma, pour le moment, est le suivant : la stigmatisation finit par valoir assignation. Ce montage suppose que ces phrases ont été entendues et reprises par le sujet comme des isolats à quoi toute destinée du corps était due, en cela qu'ils ont été proférés par un Autre tout-puissant, dont la voix désigne et oriente le monde, et ce, avant qu'il n'énonce, si tant est qu'il le fasse par la suite, des interdits fondateurs. Bref, cette assignation n'a pas permis au sujet de se tourner vers d'autres signifiants qui diraient le mystère de la sexualité et de l'identité sexuelle. En ce sens, ces jeunes filles qui disaient avoir longtemps déambulé, erré, exprimaient non pas un sentiment léger et inventif d'une exploration des espaces, de ce qui les différencierait, les croiserait ou les mettrait en perspective, mais elles exprimaient une contrainte à se laisser glisser le long d'une ligne sans consistance, sans accident (Douville, 2007). L'une disait que longtemps elle marchait comme une somnambule, l'autre qu'elle dérivait telle une poupée molle ou un automate. Des sujets sans orientation, ne trouvant pas dans les rencontres possibles de quoi non seulement les rassurer sur leur identité sexuelle, mais plus encore de quoi les faire rêver, et cela juste avant les débuts de la prostitution où une fille ou plusieurs, plus âgées, les initiant, leur donnèrent aussi un monde et un miroir.

En quoi ceci nous renseigne-t-il sur cet entendu de la parole stigmatisante, presque toujours énoncée par la mère ? Ces jeunes filles, apparemment très sexy, très aptes à mettre en avant, sinon en valeur, les appâts du corps et les dégaines capables de mobiliser du désir masculin (et aussi féminin, parfois), recouvrant leur corps déshabité de vêtures accueillantes, ne sont pas, de fait, si inscrites dans une identification soutenue par le fantasme. On a davantage le sentiment qu'elles n'ont pas converti leur sexualité infantile au-delà du fantasme de séduction. Ce sentiment est renforcé par la façon dont elles parlent du corps des clients comme d'une couverture, d'une masse chaude, presque d'une peluche... Oui, il y a une phase de séduction par cette grosse voix de la mère. Mais de sidération aussi. Mon hypothèse est que ces paroles deviennent stigmatisantes au point de précipiter le sujet dans des impasses d'identification, si elles sont en lien avec un traumatisme de la mère concernant le sexuel. Cette façon de se plier à l'injonction d'un Surmoi féroce est aussi une façon de traiter, pour ces jeunes filles, d'un supposé traumatisme maternel par rapport au sexuel.

Qu'ont rencontré ces jeunes filles dans leur enfance, si ce n'est une version particulièrement térébrante de l'impuissance du père à apaiser l'aspect traumatique de la mère, et laissant sans recours aussi cette mère, ne la détachant pas suffisamment de sa propre mère à elle ? On dirait comme trois générations de femmes, dont le corps est colonisé par le pulsionnel maternel. Que de telles jeunes filles aient pu activement chercher à séduire leur père est chose fréquente. Mais c'est aussi pour exister comme corps, disjoint du corps maternel et non seulement pour satisfaire le fantasme d'une rivalité classiquement œdipienne.

Je glane deux moments cliniques exposés par cette équipe et travaillés avec moi. D'une part, une jeune femme qui explique que la rivalité dans la fratrie, et dans la famille de façon plus large, est rivalité pour satisfaire la mère (« Oui, personne n'arrive à la satisfaire [la mère]. Le seul qui arrive à la satisfaire, c'est mon frère »). D'autre part, cette notation récurrente selon laquelle, face aux effets de langage de la mère, une sensibilité certaine aux mots entraînerait un « mécanisme identificatoire de l'injonction, qui peut permettre de comprendre le passage à l'acte ». L'injonction identificatoire est le plus souvent une insulte : « Tu n'es qu'une putain », le sujet répondant par une mise en scène de son corps.

Nous voici au vif du sujet. Nous tenons les coordonnées de la scène. Un modèle du trauma rencontre les données canoniques du « stade du miroir ». Voici donc qu'au moment où le sujet quête une parole qui relie son image du corps à des mots porteurs d'idéalités dynamiques, la fille ne reçoit en réponse qu'une insulte. Cette conception établit la place d'une exception. Qu'on saisisse bien que loin de mettre la mère comme Maître du jeu identificatoire, une telle scène rend impossible la rivalité avec la mère. On dirait qu'il n'y a place que pour un seul corps, celui de la fille ou celui de la mère, un seul corps à pouvoir incarner la brillance phallique. La mère existe comme présence hostile. Et se créent des effets de clivage entre la voix de la mère et un corps maternel érogène et inépuisable que, plus tard, certaines jeunes prostituées disent retrouver et recréer dans les contacts corporels avec des partenaires interchangeables. Là où le phallus est disjoint de ses attributs sexuels reste la promesse et le don d'un corps-paternaire inlassable et contenant. Fiction peut-être... mais aussi cette réassurance que donne à certaines le fait de rencontrer *du* partenaire indifférencié, renouvelable. L'argent ici jouerait deux rôles en introduisant deux coupures : l'une qui vise à décompléter cette jouissance (sans doute non phallique ou, si on le préfère, non orgasmique) du retour à l'indifférencié, en la mettant en séquence à chaque paiement, la seconde qui, c'est plus classique, protègerait le sujet de fantasmes incestueux avec le père. Le client typique est celui qui ne revient pas sur la scène dans les habits d'un séducteur.

Une « scène prostitutionnelle » ?

Revenons à l'archéologie de la scène prostitutionnelle et questionnons-la. La mère injonctive, celle qui émet, non sans dépit, l'insulte, est aussi dans la présentation de ce qu'elle saurait quelque chose sur la jouissance. Aurions-nous alors un schéma causaliste « traumatique » pour lequel l'injonction agirait comme un stimulus et la mise en acte du corps comme une réponse ? Heureusement pour la recherche clinique, le texte que je commente introduit une notation subtile, discrète, mais tout à fait nécessaire. S'y indique un tournant explicatif d'envergure, car ces injonctions seraient parfois comme fabriquées fantasmatiquement par le sujet.

Cela doit aussi être explicité. Certaines jeunes femmes poseraient alors deux rapports au dire maternel. L'un est traumatique : un signifiant qui épingle et condamne. Une conduite prostitutionnelle venant résoudre une relation dysfonctionnelle entre la perception de soi et la constitution de soi. Il y a même dans cette version l'idée d'une prématuration du choix du genre sexuel, dont on ne sait trop au juste s'il est fait par obéissance à la mère ou pour répondre à l'insulte par le défi (nous retrouverions alors certaines lignes de la pensée de Devereux). Un choix d'exhibition du genre sexuel serait la carte trouvée par le sujet pour contrer la pulsion de mort. Il est remarquable que ce qui maintient certaines jeunes filles dans une forme d'érotologie de la prostitution soit précisément de pouvoir se redonner à elle-même un corps, non pas tellement aimable ou désirable, car là se refermerait le piège de la trop précoce séduction, mais tactile et vivant, bercé par la voix, bordé par le regard. S'agit-il de régression ? Sans nul doute, il est seulement à noter que la centration sur les termes de régression et d'archaïque nous met en peine de repérer un fait de structure. Une des idées fortes est ici de préciser que la prostituée attend quelque chose de physique du client. C'est aussi de lui qu'un soulagement est attendu. Après tout, il attend aussi un service de cet ordre, ce qui explique bien des arrangements, presque des connivences possibles. Le défaut d'amour dans le lien de soi à soi se conforte dans un défaut d'amour du lien social. De défection de l'amour en défection de l'amour, le corps se confronte à la violence du pulsionnel, avec toujours l'argent comme garde-fou. Il est certainement jouissif et protecteur de flamber de l'argent, cela vaut mieux que de « se flamber soi-même », et c'est à se demander si les jeunes prostituées qui font de leur argent cet objet à réduire à rien dans la fulgurance d'une quasi-immolation des ressources ne sont pas non plus celles qui prennent le mieux soin de leur corps[2].

Il va de soi qu'au plan pragmatique une telle explication est précieuse. En effet, le traumatisme fixe l'être à coup de symptômes. Et là encore, certaines de ces jeunes filles situent fort justement comme déclic, responsables de l'entrée dans la prostitution comme de la sortie, une parole de désamour qui anéantit l'être et une parole d'amour qui le vise au-delà de l'immédiateté des apparences de jeu pulsionnel. Mais dès lors qu'il appert que certaines de ces injonctions sont fabriquées après coup et donc comme nécessitées par certaines de ces jeunes femmes, la problématique d'ensemble prend une extension renouvelée. Comment est-il possible qu'un sujet en vienne à fabriquer cette mère traumatogène ? On ne peut qu'évoquer deux points centraux des théories psychanalytiques. Dans un premier temps, la marginalisation de l'idéal crée une angoisse terrifiante qui est celle d'être réduit à son seul corps et à son seul organisme. La prostitution aurait, pour certaines jeunes femmes, l'effet, sinon la vertu, de donner direction et adresse à ce corps qui n'entre pas dans la fiction commune des corps, mais occupe son envers obscur par une image de corps de femme éblouissante car éminemment apte à capter le désir. On approche ici d'un peu plus près une caractéristique de cette prostitution. La fabrique d'un corps érotique qui ravit, et vient recouvrir les béances du corps érogène. Ce qui travaille et es-

2. Encore une fois je dois dire que je ne parle ici, dans le fil des recherches de ce groupe, que de jeunes femmes prostituées, qui ne sont pas soumises à une exploitation régulière par un souteneur, et qu'en conséquence cet article, pas plus que le texte qu'il commente, n'a la prétention de parler du phénomène général de l'exploitation des prostituées.

souffle alors la scène prostitutionnelle, c'est que ce corps captateur et mis en avant serait la reprise identificatoire, au risque d'un vertige évanouissant, d'une présence de cette autre femme, d'un « flash » qui aurait parasité la perception qu'a la mère de la fille.

L'expérience prostitutionnelle telle une entame de l'érotique maternelle pourra se dénouer en raison d'éléments nécessairement irrationnels mais non illogiques, quand l'image fascinante sera atteinte, au point de déchoir au nom d'une promesse d'amour. D'où l'importance de ce quatrième personnage qui, toujours, se présentera comme la femme légitime, la bourgeoise, bref, comme ce que toute fille imagine péjorativement de sa mère dans le couple parental au moment où flambe la rivalité œdipienne. Pas de quoi fouetter un chat. N'en restons pas là. Le quatrième personnage est aussi cette femme qui détient un peu de l'objet féminin, un peu du mystère de la féminité. Elle offre ainsi une solution hystérisante à ce qu'aurait de mortifère et de précisément maniaco-dépressif le rapport ravageur de la fille à la mère.

L'injonction, encore. Imaginer, de plus, avoir été soumise à une telle injonction revient à se vouer à incarner le signifiant qui manque à représenter dans le discours ce que serait la femme, toute. Car n'être qu'une putain (et non pas seulement être une putain) est aussi devenir cet autre qui manque aux femmes (l'exception féminine absolue) et aux hommes (la femme qu'ils possèderont toujours et qu'ils n'auront jamais). Alors, si le but de cette élection de l'injonction comme cause et case de départ est de pousser l'identification du corps à une totalité, nous retrouvons un paradoxe radical. À devenir cet autre, cet étranger radical, cette totalité du paraître, le corps s'anéantit. Nous l'avons vu, les jeunes prostituées ont sur ce point une conduite ordalique avec l'argent qui déplace sur cet objet, signe de la puissance ravie à l'autre, les menaces d'anéantissement.

La discussion clinique doit ici marquer un temps, une pause. Autrement nous risquerions de proposer une lecture structuraliste de la prostitution de ces jeunes filles, ce qui trahirait le travail commenté, et virerait très rapidement au contresens. On ne gagne rien à oublier que la prostitution est d'abord une conduite sociale et qu'elle peut concerner des sujets caractérisés par des structures psychiques différentes.

Je pense, du reste, que l'effort de rigueur voulu par cette équipe de travail nous éloigne d'une telle facticité. Il s'agirait plus exactement de comprendre ce qui se subjective dans l'expérience prostitutionnelle. J'ai tenté d'apporter ma réponse : cette expérience permettrait un jeu de bascule entre ce qui se néantise dans la satisfaction pulsionnelle et ce qui s'y réalise d'être. La prudence dont il est important de faire preuve en tenant pour absurde l'idée d'un profil psychologique de la jeune prostituée ne saurait nous faire négliger le fait que la conduite et la scène de la prostitution sont de puissants attracteurs pour des jeunes filles qui ont connu une relation de ravage avec leur propre mère.

Je conclurai sur une nuance, de taille, quant aux effets possibles de ce ravage. Le vecteur de la scène prostitutionnelle serait-il celui d'une transmission du féminin qui ferait fi du père et qui ne se soutiendrait que d'un savoir entre femmes ? Je n'irais pas jusqu'à ce point. Au moins pour deux raisons. La première est qu'il peut se produire un passage à la prostitution par identification à la mère afin de pouvoir en décompléter la jouissance. On se souviendra ici qu'un des premiers modes d'énonciation du roman familial dont Freud donna la logique en 1895 est de ne pas vouloir sortir seule dans la rue de peur de rencontrer sa mère se livrant à la prostitution. Ce furent des jeunes femmes qui confièrent ce discours. On y repère l'énigme de la jouissance de la mère, incommensurable, et qui se décompléterait par le comptage successif des amants. Certaines jeunes femmes qui collectionnent les expériences érotiques réalisent, le plus souvent, un fantasme matricide particulier : venir à bout, non de la mère, mais de la jouissance maternelle en se comportant avec un homme de la même façon qu'il aurait fallu qu'elle le fasse dans la grammaire de ce fantasme.

La deuxième raison est que, s'il semble établi qu'un rapport premier à la mère commande la prostitution future des filles, on ne saurait laisser de côté la possibilité qu'un lien entre la mère et la fille se soit établi à partir d'une connivence sur la non prise en compte de la parole et de la présence d'un père. Cette connivence passe inaperçue si on s'en tient au seul roman que ces jeunes filles tiennent sur la prostitution. Les figures du père ressurgissent-elles lorsque les hommes ne font ensuite office que de bouée de sauvetage ? Ce père non pas forclos, mais déchu, est-il éternisé dans la fabrication de fétiches ? Est-il attendu qu'il soit l'homme de cette femme quatrième personnage ? Rien n'indique de façon privilégiée qu'il se retrouverait sous les habits du souteneur ou du petit copain. Comment se reprennent les figures d'un père ? Sans doute sur cette question pourrait-on reprendre des études sur ce qui permet ou pas l'arrachement du corps du sujet à la scène prostitutionnelle, la plus souvent tendue, dans la vacillation pulsionnelle, entre plénitude d'être et anéantissement.

Résumé. L'auteur interroge les processus de subjectivation – montages entre les processus identitaires et le rapport à l'altérité – qui entrent en jeu dans le fantasme des jeunes femmes prostituées. Il met à mal l'interprétation ethnopsychiatrique et défend l'idée que la prostituée tente de recouvrir son vide d'être d'une revendication identitaire par le sexuel. Ceci dit, la prostitution reste une conduite sociale, qu'aucune structure psychique ne caractérise.

Mots-clés. Prostitution, adolescence, identité, altérité, ethnopsychiatrie.

Abstract. The author explores the processes of subjectivation – combinations between processes of identity and the relationship to otherness – occurring in the fantasy of young prostitute women. He goes against the ethnopsychiatric interpretation and insists on the fact that the prostitute woman tries to hide her emptiness through a protest sexuality. However, the prostitution remains a social behaviour, with no specific psychic structure.

Key-words. Prostitution, adolescence, identity, otherness, ethnopsychiatry.

Bibliographie

Devereux, G. (1964). *Essais d'ethnopsychiatrie générale*. Paris : Gallimard, 1977.

Douville, O. (2007). *De l'adolescence errante dans les non-lieux de nos modernités*. Nantes : Pleins Feux.

Freud, S. (1930). *Malaise dans la culture*. Paris : PUF, 2004.

La grossesse à l'adolescence : entre la mère et la femme

Brigitte Haie[1]

Comme le soulignait Gutton (2006, p. 17) dans un numéro de la revue *Adolescence* à propos de la parentalité, terme à la mode dans les champs social et médical, « [...] la parentalité est un concept dont la définition comporte une différenciation sexuelle ». La vogue de ce concept indique bien l'économie qui est faite de cette dimension. De même, nous oublions trop souvent que l'usage courant du terme « les adolescents », réduit souvent à celui « d'ados », masque également la différence des sexes. L'adolescent est à distinguer radicalement de l'adolescente. Dès 1907, Mendousse s'intéresse à la problématique adolescente et produit un ouvrage, *L'âme de l'adolescent*, puis un autre trois ans plus tard, *L'âme de l'adolescente*. Cet abord de la crise adolescente à partir d'une différenciation sexuelle est tout à fait novateur. Concernant l'adolescente, Mendousse (1910, p. 16) évoque que le premier signe qui annonce aux éducateurs l'aurore des temps nouveaux, c'est « l'indocilité ». Peut-être ce trait, venant qualifier l'adolescente, est-il toujours d'actualité.

Aussi, ai-je choisi de parler de l'adolescente à partir d'une pratique de plus de vingt ans dans un centre d'interruption de grossesse, le centre d'orthogénie à Tours. À ma connaissance, peu d'articles d'orientation analytique ont été écrits à propos des grossesses adolescentes, qu'elles aient été menées à terme ou interrompues. En revanche, les articles et ouvrages abordant la dimension psychosociale foisonnent.

---

1. Docteur en psychologie, UTRPP EA3413, chargée de cours, université Paris 13. Psychologue clinicienne CHRU Bretonneau, Tours.

Je parlerai plus spécialement des adolescentes venues faire une démarche d'interruption de grossesse. Cet écart entre la mère et la femme, ce que Pesenti-Irrmann (2001, p. 123) désignait sous le terme de « femme partagée », c'est bien ce à quoi l'adolescente est confrontée dans ce temps où elle devient femme alors même que cette situation de grossesse pourrait la conduire à devenir mère. Ce terme de « femme partagée » renverrait à celui du féminin qui, d'après cet auteur, « l'écartèle entre maternité et féminité et d'autre part la livre à la jouissance Autre » (*ibid.* p. 127). Je reprends ce terme de « féminin » largement développé lors d'un congrès du Bachelier : *Le féminin ; un concept adolescent*. La vectorisation phallique, trame de l'infantile, ne tient plus à l'adolescence. Rassial (2001, p. 18) proposait alors comme définition du féminin, le « nom d'un non au phallus ».

Voici l'axe que je souhaiterais développer et soumettre à argumentation dans cet article : l'interruption de grossesse confronte plus particulièrement l'adolescente à « la femme partagée » qu'elle devient dans le même temps où elle perçoit la mère comme une femme, quelquefois sous la figure de la « vraie femme », comme l'évoque Lacan à propos de Madeleine Gide. Rappelons aussi ce terme de « ravage » qu'il utilise pour qualifier la relation mère-fille dans « L'étourdit » : « [...] l'élucubration freudienne du complexe d'Œdipe, qui y fait la femme poisson dans l'eau (Freud dixit), contraste douloureusement avec le fait du ravage qu'est chez la femme, pour la plupart, le rapport à sa mère [...] » (Lacan, 1972, p. 21) Je reprendrai la fin de cette citation ultérieurement.

Avant de développer cette question, je souhaiterais pour plus de clarté situer quelques références majeures en matière d'IVG et évoquer le fonctionnement du centre d'orthogénie dans lequel je travaille.

La législation sur l'IVG

L'interruption volontaire de grossesse (IVG) est légalisée en 1975 par la loi Veil. Elle apparaît après l'autorisation légale de contraception en date de 1967, dite loi Neuwirth. C'est une façon déjà évidente de dire que l'accès libre à la contraception n'allait pas régler la question de la procréation apparue pourtant d'une façon idéale dans ce slogan féministe : « Un enfant si je veux, quand je veux. »

En 2001, il y a une modification de la loi sur l'IVG. La loi Aubry du 4 juillet 2001 autorise l'interruption jusqu'à 14 semaines d'aménorrhée. Mais elle prévoit également la suppression de l'entretien social obligatoire qui est maintenu uniquement pour les mineures. Notons que c'est la dimension sociale qui a été retenue par le législateur et non la dimension psychologique, encore moins bien sûr la dimension psychique. Citons à ce propos un excellent article de Godet (2006). Concernant les personnes mineures, la loi supprime le caractère obligatoire de l'autorisation parentale en mettant l'accent sur la possibilité, le cas échéant, d'un « référent » majeur pour l'adolescente. Ce référent adulte n'endosse aucune responsabilité au regard de la loi. Il est là pour justifier que l'adolescente n'est pas seule au moment de l'intervention. La modification de la loi n'a pas échappé aux adolescentes. La plupart, en effet, ont eu immédiatement la présence d'esprit de convoquer le copain ou une copine en lieu et place de cette autorité parentale, tombée de fait. Mais en quoi, dans cette crise de la vacance de l'Autre, ce référent ferait-il référence ? Serait-ce la nouvelle version d'un grand-Autre qui vaille, qui tienne ?

La scansion dans la prise en charge de l'IVG

L'adolescente enceinte rencontrée au centre d'orthogénie à Tours est rarement confrontée à ce dilemme : poursuivre ou non cette grossesse, même s'il y a toujours des exceptions. L'emploi des termes venant désigner cet état de grossesse est intéressant : « la », « ça », « j'vais l'enlever » « j'vais le faire », « j'viens pour l'intervention » ou quelques lapsus retenus au fil des années : « j'viens pour le TGV » ou « J'ai passé la chorégraphie » pour l'échographie. L'adolescente arrive quelquefois dans une revendication massive de « la » garder justement parce que ses parents s'y opposent farouchement. Cette position tient peu de temps. Elle tombe une fois qu'elle a pu faire entendre sa position subjective, soit la difficulté dans laquelle elle s'est trouvée « embarrassée » face à cette annonce. Notons à ce propos que Lacan joue sur ce terme, « embarras » lorsqu'il évoque la barre sur le A et la traduction littérale en espagnol *embarazada* qui veut dire enceinte dans les premières leçons du séminaire *L'angoisse* (Lacan, séminaire 1962-63, édité en 2004, p. 20). Les parents de l'adolescente en question, en revanche, après le choc de cette nouvelle n'ont qu'une idée : la suppression de la grossesse chez leur fille, comme si face à la perte, perte irrémédiable de l'enfance de leur fille, il s'agissait de gagner du temps. Après l'instant de voir, il s'agit alors pour eux du moment de conclure impliquant l'acte d'IVG. Ainsi ils tentent d'escamoter ce temps pour comprendre, ce temps nécessaire à l'adolescente. Cela suppose notamment d'accéder à cette évidence qui est loin de l'être pour toute femme confrontée à une grossesse, soit avoir réalisé cet état de grossesse.

Nous insistons dans notre service sur la nécessité de scander les différentes démarches engagées par la femme, ainsi de différencier dans le temps le rendez-vous médical, l'échographie, l'entretien avec la psychologue. Puis il y a le temps de l'acte médical en lui-même et l'après, ponctué par un autre rendez-vous, dit de « contrôle médical », environ quinze jours après l'intervention et la possibilité d'un autre rendez-vous avec moi. Je précise qu'il m'arrive de voir plusieurs fois des adolescentes avant l'intervention, notamment pour que s'élaborent la décision et l'appropriation de cet acte. En revanche, je les revois rarement après l'intervention. Nous avons constaté que ce qui faisait acte pour chaque sujet différait suivant les problématiques rencontrées : ce peut être le moment de la décision, passer le seuil de la porte du service, l'acte médical en soi. Cependant, ce qui constitue un franchissement pour l'adolescente, c'est l'annonce faite aux parents et plus spécifiquement à la mère.

Qu'en est-il de la question du désir ?

Rappelons ce qui est devenu un grand classique des services de gynéco-obstétrique, soit cette dichotomie entre désir d'enfant et désir de grossesse, dégagée par M. Bydlowski et devenue la référence du corps médical, rabattant ainsi la question du désir à un niveau conscient. Le désir ainsi appréhendé au travers de cette différenciation quelquefois bien simpliste laisse l'illusion que ce dernier, le désir, pourrait être enfin attrapé par un de ces signifiants accolés. Nous avons vu fleurir ce genre de propos dans des articles de vulgarisation : le désir de grossesse serait un désir de plénitude narcissique conduisant d'ailleurs le plus souvent la femme à avorter… puisqu'il n'y a pas de projet d'enfant.

Le désir d'enfant, en revanche, à situer du côté objectal, proviendrait de la liquidation du complexe d'Œdipe, l'envie du pénis se transformant suivant l'équation symbolique en désir d'avoir un enfant du père. Mais l'affaire se complique tout de même puisque ce versant œdipien n'est pas le seul à être en jeu dans ce désir d'enfant, d'enfance, d'*infans.* La question du lien à la mère est essentielle dans la survenue d'une grossesse. En effet le désir d'enfant, tel que Freud le repère dans la psychologie féminine, est avant tout un désir infantile. Il ne vise au préalable aucun objet ayant une consistance, une matérialité réelle. « Ainsi le désir d'enfant est-il de part en part supporté par l'exigence du phallus qui sous-tend le désir féminin d'abord, celui de la mère que la fille, tout comme le garçon, veut combler. » (Pickmann, 2001, p. 115) Rappelons que c'est en 1923 dans « L'organisation génitale infantile » que Freud a modifié sa thèse de l'universalité du pénis en introduisant le terme de primat du phallus, désignant là le pénis en tant que manquant. Le phallus, tout d'abord symbole du désir de la mère, change de statut après l'effectuation de la fonction du père. Il prend alors valeur de signifiant[2]. Je ne reprendrai pas comment la théorie freudienne relative à la question de la féminité se réoriente entre 1919 et 1925. La relation au père ne fait jamais totalement disparaître l'amour premier pour la mère ; tel est le constat de Freud. En 1925, dans « Quelques conséquences de la différence anatomique entre les sexes », il pose la relation mère-fille comme primaire. Il parle de la relation que la fille a avec le père comme d'un transfert. Dans le texte de 1932 *La féminité,* il

2. Remarque : cet axe est clairement développé dans l'ouvrage de Chaboudez (1994).

reprend cet axe de développement. Il part de l'affirmation que la féminité est une énigme. Il insiste ensuite sur l'importance de la relation préœdipienne mère-fille. « Bref, nous pouvons nous assurer qu'il est impossible de comprendre la femme si l'on néglige cette phase de fixation préœdipienne à la mère. » (Freud, 1932, p. 157) Puis, il s'interroge sur ce report, c'est le terme qu'il substitue à celui de transfert, report de l'amour de la fille pour la mère vers son père au moment de l'Œdipe. À l'origine de ce changement, il y a non pas l'attirance pour le père mais la haine pour la mère. Notons que Lacan reste tout à fait dans ce retour à Freud même s'il va au-delà. Rappelons cette citation évoquée en introduction : « [...] l'élucubration freudienne du complexe d'Œdipe, qui y fait la femme poisson dans l'eau (Freud dixit), contraste douloureusement avec le fait du ravage qu'est chez la femme, pour la plupart, le rapport à sa mère [...] », et il poursuit ainsi : « d'où elle semble bien attendre comme femme plus de substance que de son père, ce qui ne va pas avec lui étant second dans ce ravage. » (Lacan, 1972, p. 21)

Mais quel père et quelle mère sont ainsi convoqués chez l'adolescente ? Est-ce ceux de l'enfance ? Rappelons que la figure du père à l'adolescence apparaît souvent comme disqualifiée, comme l'évoque cette adolescente : « Mon père, il avait cent pour cent de bonus quand j'étais petite, maintenant c'est transformé en malus ! » Quant à la mère, justement, elle n'est plus perçue uniquement du côté « mère » à ce moment-là, mais bien comme une énigme : une femme, ce à quoi précisément est confrontée l'adolescente elle-même. Cette approche pourrait rendre compte des coïncidences de date, presque jour pour jour, entre l'âge auquel une adolescente vient faire une démarche d'IVG et celui qu'avait sa mère à sa naissance ou à la naissance de son premier enfant. Cet enfant potentiel chez l'adolescente, ce peut être alors l'enfant pulsionnel qui serait donné à la mère pour satisfaire son désir, recouvrir son manque. Nous voyons donc qu'il ne s'agit pas de prendre ce terme de désir d'enfant au pied de la lettre. Désirer un enfant suppose-t-il de vouloir cet enfant-là en devenir ?

Une jeune femme, venue consulter récemment, interroge aussitôt, sur injonction de son compagnon, « son désir d'enfant » afin, précisait-elle, « de ne pas regretter plus tard ». Je précise qu'elle ne vient pas dans une démarche relative à un questionnement sur un état de grossesse. Elle n'est pas enceinte. À entendre rapidement son propos, on pourrait alors dire qu'elle questionne plus exactement son « non-désir d'enfant » puisque d'enfant, il n'en était pas question. L'interrogeant sur ce que ce terme de « désir d'enfant » évoque pour elle, elle reste tout d'abord silencieuse puis s'anime lorsqu'elle parle de son futur métier. Elle est en formation, me dit-elle, pour devenir « patronnière ». Elle crée des patrons de vêtements soit pour les grands brûlés, soit pour les personnes ayant eu recours à la chirurgie esthétique. Elle doit alors avec minutie, à partir de mesures précises des parties du corps en souffrance ou difformes, confectionner un modèle de vêtement adapté. Ainsi répare-t-elle en « re-parant » les corps abîmés. Nous sommes donc bien loin de ce supposé « désir d'enfant » qui d'ailleurs viendrait à lui manquer. Du désir, à l'entendre, elle en aurait à revendre, mais pas destiné à un enfant. S'agit-il de désir ou plus exactement de ce qui fait jouissance pour elle dans ce qu'elle amène ?

Le désir d'enfant représente donc l'une des occurrences du désir, mais rappelons que Lacan a souligné qu'il n'y a qu'une façon de désirer, quel que soit le sexe, c'est le désir qui émerge de la relation à la mère : désir de la mère avec ce double sens de désir de la mère pour sa fille et désir de la fille adressée à la mère (*Les formations de l'inconscient*). Dans *L'envers de la psychanalyse*, pour évoquer le désir de la mère, Lacan (1991, p. 129) parle « d'un grand crocodile dans la bouche de laquelle vous êtes ».

Grossesse adolescente : entre maternité et féminité ou entre mère et femme

Je postulerais que la grossesse à l'adolescence apparaît comme une marque indéniable (du fait qu'elle est femme) ou comme une tentative « avortée » de se reconnaître femme. La mère ne peut, en effet, fournir à sa fille de trait d'identification à l'identité féminine pour la bonne raison que le signifiant de « la femme » n'existe pas. C'est bien le seul trait, la maternité, qui permette de tenter d'approcher cette énigme que constitue la femme. C'est également ce trait qui lui permet une certaine forme de certitude concernant ce qui lui pose problème, soit la féminité. Lacan nous rappelait dans *Télévision* qu'il n'y a que la mère dans l'inconscient. La femme n'existe pas au sens qu'elle n'est pas pensable en termes de signifiant.

Au travers d'un état de grossesse une adolescente tentera de rencontrer sa mère à partir de deux questions : comment a-t-elle été mère, mais aussi comment est-elle femme ? Comment concilier ces deux positions ? Tel est ce qui questionne l'adolescente dans ce temps où elle passe de cette position de la fille vers celle de la femme. Le moment où je vais en salle d'attente chercher l'adolescente qui a rendez-vous avec moi est souvent caricatural. Quand je prononce le nom de la jeune fille, mère et fille se lèvent suivant l'expression « d'un seul homme » mais nous ne pouvons dire « d'une seule femme », tellement l'animosité est bien là présente.

Aurore, 15 ans, est allée consulter un médecin en août dernier, car elle craint d'être enceinte. Ce dernier constate en effet une grossesse et lui conseille de venir au centre d'orthogénie. Elle vit à une trentaine de kilomètres de Tours, en pleine campagne, n'a pas de moyen de transport et ne peut se résoudre à en parler à ses parents. Ces derniers sont en instance de divorce, me précisera-t-elle lorsque je la rencontrerai un mois plus tard. D'autre part, sa sœur aînée, partie un an plus tôt de la maison pour s'installer avec son ami, vient de le perdre brutalement. Durant un mois elle oscillera entre une position de dénégation – faire comme s'il n'y avait aucun problème –, et des tentatives désespérées pour révéler à sa mère sa grossesse. Elle profite de la rentrée scolaire pour venir un mercredi dans le service et rencontre un médecin. Elle est alors à onze semaines de grossesse. Elle a rendez-vous deux jours plus tard avec moi. La veille au soir de ce rendez-vous, à 23 heures, elle s'est armée de courage pour envoyer un SMS à sa mère qui se trouvait chez sa sœur. À quel moment a-t-elle pris la mesure de cet état de grossesse ? Aurore me dira que la seule inquiétude qu'elle avait jusque-là était d'annoncer à sa mère cette grossesse. Finalement la grossesse en elle-même ne prenait pas vraiment de valeur à ses yeux. En revanche, elle trouvait insupportable d'être cantonnée au statut de « petite fille de sa mère ». J'apprends d'autre part que cette grossesse est la conséquence d'un premier rapport sexuel. C'est maintenant, dans cet après-coup de l'annonce faite à sa mère, que la grossesse la touche vraiment, mais il est évident pour elle que l'IVG est la seule issue. Elle peut se reconnaître enceinte dans ce temps où la mère est interpellée et où elle peut mettre un terme à sa grossesse. Peut-être que se reconnaître la conduit alors à se distinguer, soit à mesurer l'écart entre être un devenir-femme et une position de mère potentielle. Mais elle peut aussi se différencier de cette mère dans le mouvement même où elle perçoit ces deux dimensions ; la mère mais aussi la femme, celle qui, actuellement, se sépare de son mari pour s'engager dans une nouvelle relation. La mère est reçue à la demande de la jeune fille et en sa présence. Elle dira à quel point elle a été surprise d'apprendre cette nouvelle, elle qui faisait tellement confiance à sa fille. Comment a-t-elle pu lui faire cela, elle qui connaît si bien le contexte actuel : le décès de l'ami de sa sœur, le climat tendu au sein du couple. Puis elle s'effondre en énonçant qu'elle réalise que sa petite fille est devenue adolescente, que la situation avait été pour elle différente lors de l'adolescence de l'aînée puisqu'il y avait encore Aurore, la petite dernière.

Aurore a eu à faire un choix entre rester dans cette position de petite fille de sa mère et s'en déprendre. Chez le sujet, il y a toujours cette tentation de venir occuper la place de l'objet qui manque à l'Autre. Le sujet se dégage d'être le phallus de l'Autre en cela que ne pouvant l'être il va s'agir de l'avoir. Passer de l'être à l'avoir suppose une perte qui peut sans doute être présentifiée par cet acte auquel elle a eu recours.

Claire, 25 ans, m'annonce aussitôt la porte de mon bureau franchie qu'elle est « paumée » et que ce n'est pas nouveau. Impossible d'avoir un lieu d'accroche dans l'existence. Elle change régulièrement de travail, ne supporte aucune autorité.

Elle est rentrée en catastrophe d'un lieu à l'étranger où elle était serveuse dans un restaurant. Elle sentait qu'elle était enceinte et un test le lui a confirmé. Elle se lance alors dans une tirade haineuse à l'encontre de sa mère qui ne s'est jamais occupée d'elle, « juste bonne à se faire sauter sans en assumer les conséquences ». Son père est pris par un travail important. Il n'est pas question de l'ennuyer avec ses problèmes. De plus, voilà déjà bien longtemps qu'elle vit sa vie sans eux. Elle a eu une relation sans lendemain avec un homme. Pour supporter l'angoisse quotidienne, elle fume du « hash » dès le matin, se sent « abrutie » le soir mais poursuit par des soirées alcoolisées. Elle se sent à la dérive. Seule sa cousine, étudiante en psychologie, représente pour elle un point d'ancrage. C'est d'ailleurs ce qui l'a conduite à venir à Tours. Elle redoute l'intervention se déroulant sous anesthésie locale après l'utilisation, en arrivant dans la salle d'intervention, d'un masque de kalinox, produit censé la détendre. J'arrive dans le service le jour de l'intervention, et la croise dans le hall, un café à la main. L'infirmière m'interpelle : l'intervention a dû être interrompue au bloc opératoire. Elle s'est mise à insulter et le médecin et l'infirmière qui se trouvaient avec elle. Le médecin, devant ce déferlement de violence, a décidé de suspendre l'intervention. Pour prévenir les risques d'infection, il a été convenu qu'elle devait être transférée au bloc de gynécologie pour une intervention sous anesthésie générale. Mais Claire n'a rien voulu entendre et est partie en énonçant qu'elle n'en avait « rien à faire ». Je décide d'aller à sa rencontre dans le hall. Elle m'accueille avec un certain énervement puis me demande de l'accompagner dehors afin qu'elle puisse fumer une cigarette. Nous voici dehors sur un banc. Là elle me relate la façon dont elle a vécu l'intervention, l'aspect intrusif qui lui a fait « péter les plombs ». Elle mime le médecin qui lui demandait de se calmer en l'appelant « Mademoiselle… Mademoiselle ». Elle ajoute « comme si j'entendais pas ! ». Mais ce qui l'a faite basculer dans l'injure, c'est l'infirmière, une femme. Et même elle, dans ce moment-là, ne lui est pas venue en aide. Elle qui aurait pu comprendre, n'a rien compris. Elle s'est sentie « hors d'elle » comme elle le répétera, « flouée », risquons le terme « violée ». La figure de cette femme/mère perçue au travers de l'infirmière m'évoque cette première illustration du roman familial chez Freud. Il la présente dans Manuscrit M en 1897, à partir de l'agoraphobie qu'il rattache au fantasme de prostitution. « *Une femme qui refuse de sortir seule témoigne ainsi de l'infidélité de sa mère* » (Freud, 1956, Manuscrit M [1987], p. 182). On voit comment la problématique de la jouissance incommensurable de la mère est très tôt repérée chez Freud, bien avant 1925 ou 1932. Cette jouissance constitue, dans cette construction psychique élaborée, la première matrice du fantasme. Cette vignette clinique rend compte de cet écart, chez l'adolescente, entre la femme et la mère dans ce même temps où elle perçoit l'Autre, dans la figure de l'infirmière, à la fois comme mère mais également comme femme.

Pour conclure, je citerai ce passage d'un article de Assoun (2001, p. 82) :

> « Moment de profonde et incomparable solitude que celui du règlement avec les imagos parentales : où trouver ce gué qui la mène vers la féminité ? Cette image réfère au passage peu profond d'une rivière où l'on peut traverser à pied. Mais cette Gradiva doit savoir, en ce moment où poser le pied, c'est peut-être ce qui fait du pied-fétiche un emblème si privilégié de la jeune fille, sans se mouiller ou se noyer. Elle n'a plus qu'à s'en remettre à elle-même meublant ce passage à vide. »

Dans ce « passage à vide » que peut venir représenter l'acte d'interruption de grossesse, la jeune fille se « mouille » en tant que sujet, dans cet impossible à être femme, là où il s'agit de bien le devenir. La féminité et la maternité sont télescopées dans ce temps de remaniement de l'adolescence. Il y a bien sûr toujours le risque qu'elle se noie dans « les méandres de la féminité » pour reprendre une expression entendue lors d'un colloque organisé par l'université Paris 13. Mais parions sur cette mobilisation du sujet adolescent : devenir femme, personne ne pourra le faire mieux qu'elle, dorénavant. Peut-être est-ce en cela que l'adolescente postmoderne ne peut être perçue qu'indocile.

Bibliographie

Assoun, P. L. (2001). Que veut une adolescente ? In S. Lesourd (Ed.), *Le féminin : un concept adolescent ?* (p. 77-90). Paris : Érès.

Chaboudez, G. (1994). *Le concept de phallus dans ses articulations lacaniennes*. Paris : Lysimaque.

Freud, S. (1956). *La naissance de la psychanalyse*. Paris : PUF, 1979.

Freud, S. (1936). La féminité. In *Nouvelles conférences sur la psychanalyse* (p. 147-178). Paris : Gallimard, 1978.

Godet, M.-N. (2006). L'avortement : de l'acte à la parole. *Psychologie Clinique, 21*, 83-108.

Gutton, P. (2006). Parentalité. *Adolescence, 24,* 9-32.

Lacan, J. (1958-59). *Le séminaire V. Les formations de l'inconscient*. Paris : Le Seuil, 1998.

Lacan, J. (1962-63). *Le séminaire X. L'angoisse.* Paris : Le Seuil, 2004.

Lacan, J. (1969-70). *Le séminaire XVII. L'envers de la psychanalyse*. Paris : Le Seuil, 1991.

Lacan, J. (1972). *L'étourdit. Scilicet, 4*, 5-53.

Lacan, J. (1974). *Télévision*. Paris : Le Seuil, 1999.

Mendousse, P. (1907). *L'âme de l'adolescent*. Paris : PUF.

Mendousse, P. (1910). *L'âme de l'adolescente*. Paris : PUF, 1947.

Pesenti-Irrmann, M. (2001). Électre, fille de Médée ? ou les ravages du féminin. In S. Lesourd (Ed.), *Le féminin : un concept adolescent ?* (p. 123-138). Paris : Érès.

Pickmann, C.-N. (2001). Actualités d'un symptôme féminin : la stérilité féminine. *La clinique lacanienne, 5,* 109-123.

Rassial, J.-J. (2001). La libido est masculine, In S. Lesourd, (Ed.), *Le féminin : un concept adolescent ?* (p. 13-23). Paris : Érès.

Résumé. La féminité et la maternité sont souvent télescopées dans le temps de remaniement de l'adolescence. La survenue d'une grossesse permet alors de mesurer l'écart entre le devenir-mère et le devenir-femme dans le même temps où l'adolescente perçoit sa mère comme une femme. Cette problématique sera développée et illustrée à l'aide de vignettes cliniques.

Mots clés. Adolescence, grossesse, mère, femme.

Abstract. Feminity and maternity have often collided in the re-structuring period of adolescence. The occurrence of pregnancy allows us to fathom the gap between becoming a mother during the same period when the adolescent girl perceives her mother as a woman. This issue will be developed and illustrated through various clinics.

Key words. Adolescence, pregnancy, mother, woman.

L'écriture de soi au féminin. Narcissisme et auto-investigation chez l'adolescente

Jean-François Chiantaretto[1]

La lecture des écrits d'adolescents a renforcé chez moi l'exigence amenée par la pratique clinique : penser le travail psychique activé par la puberté en termes d'après-coup. J'en suis ainsi venu à utiliser la notion d'après-coup pubertaire pour désigner le travail psychique mené dans l'après-coup de la puberté, un après-coup réactivant tant l'identification première que les identifications œdipiennes, tant les premières formes d'articulation des investissements narcissiques et objectaux que la latence post-œdipienne.

L'après-coup pubertaire serait à définir comme l'élaboration de la perte du corps de l'enfant comme garant d'un corps imaginairement complet. Mais cette complétude imaginaire offerte par la bisexualité infantile avait comme source première la coïncidence de soi avec soi-même offerte à l'*infans* par la psyché maternelle comme lieu contenant, soit le leurre structurant de la toute première forme de complétude narcissique. Dans cette optique, définir l'après-coup pubertaire en termes de travail de deuil, voire d'un double travail de deuil, concernant l'objet primaire et l'objet œdipien, ne me semble pas adéquat.

Le passage de la prédominance du Moi idéal à celle de l'idéal du Moi, qui définit l'enjeu narcissique central de l'après-coup pubertaire, réactive les modalités d'introjection de la fonction contenante de la psyché maternelle, déterminées par ce que Bion nomme la capacité de rêverie maternelle. L'après-coup pubertaire désigne précisément la confrontation à ces modalités, bien en deçà des identifications œdipiennes. La question de

1. Professeur de psychopathologie, UTRPP, université Paris 13.

l'identité est à nouveau posée en termes de contenant psychique, en même temps qu'elle l'est au plan des identifications guidant le choix d'objet et au plan du devenir de la bisexualité psychique après la puberté.

Une telle approche permet d'ailleurs d'éclairer le type spécifique d'angoisse de mort qui peut saisir l'adolescent, l'éprouvé d'une fragilisation de la contenance de la psyché renvoyant à la menace d'une disparition, paradoxalement annoncée par la suractivation pulsionnelle. Et il est notable que cette angoisse, souvent très présente dans une thérapie, voire tout simplement dans le contexte relationnel de la vie courante, soit sensiblement moins présente dans l'écriture de soi, comme si l'écriture permettait en tant que telle de contenir ou métaboliser cette angoisse.

Dans cette perspective, comment comprendre l'écriture de soi à l'adolescence, plus particulièrement chez les adolescentes et préadolescentes ? J'insisterai tout particulièrement ici sur les enjeux narcissiques tels qu'ils apparaissent dans les journaux intimes. Car le journal intime reste la forme dominante de l'écriture de soi chez les adolescents et surtout les adolescentes, malgré le développement des blogs et de ses différentes variétés – étant bien entendu par ailleurs que la *présentation de soi* dans l'écriture lors du passage pubertaire prend de multiples formes, bien au-delà des journaux intimes, comme par exemple l'écriture poétique ou les différentes formes d'inscriptions graphiques de soi, de la signature au graffiti, avec toutes leurs variantes.

Présentation de soi et recherche d'un contenant

Dans les recherches que j'anime depuis près d'une vingtaine d'années autour de l'approche psychanalytique des écritures de soi, l'opposition entre l'autobiographie et le journal intime est apparue centrale : d'un côté l'écriture rétrospective de la vie figée en une version une et définitive, même si plusieurs versions exclusives peuvent se succéder chez un même auteur, de l'autre côté, l'écriture de la vie en cours, scandée par le temps qui passe (notamment Chiantaretto, Clancier & Roche, 2005 ;

Chiantaretto, 2005). En fait, cette opposition est moins centrale qu'il n'y paraît, et l'on retrouve chez chaque auteur, dans chaque texte – autobiographie, journal intime ou autre –, avec une dominance plus ou moins marquée de l'une des deux, un conflit non pas entre deux genres littéraires, mais entre deux positions psychiques, deux manières d'investir l'autoprésentation dans l'écriture : la position (autobiographique) de l'identité attestée, la position (diaristique) de l'identité altérée.

Se pose ainsi la question des facteurs à l'origine de l'attraction exercée par le journal dans la période pubertaire. Sans doute cette forme d'écriture est-elle particulièrement bien adaptée aux bouleversements psychiques et relationnels de la période. Mais on peut aussi envisager qu'elle *réaliserait* l'après-coup pubertaire comme étant intrinsèquement la recherche d'une forme contenante pour l'écriture psychique, l'inscription psychique du passé comme tel, en deçà même de l'écriture proprement dite.

Si la puberté réveille la première blessure narcissique, à savoir la non-permanence de la fonction contenante/pare-excitation de la psyché maternelle, le journal vient matérialiser par l'écriture un contenant psychique extériorisé. Ce lieu psychique produit par l'écriture tout à la fois rend visible et vient aider le travail psychique consistant à reconstituer la fonction contenante dans la confrontation à l'effervescence pubertaire. Il s'agit de parachever et solidifier l'introjection de la fonction détoxicante du pare-excitation maternel, tout en prenant acte définitivement de l'irrémédiable perte de la psyché maternelle. C'est dire qu'il s'agit aussi de traiter les motions de haine ouvertes ou réouvertes par le mouvement de désidéalisation, tant vis-à-vis de la mère toute-puissance des origines, donneuse de vie et donneuse du sens de la vie, que vis-à-vis des différentes figures parentales, pré-œdipiennes et œdipiennes.

Écriture du passé et anticipation de soi

Au plan narcissique, l'écriture diaristique met en œuvre une séparation d'avec l'interprétation maternelle des temps de la dépendance vitale du nourrisson, en officialisant un espace psychique séparé, où l'expérience de soi en train de changer est possible. Le journal se fait témoin : témoin de la rupture et de la continuité entre l'avant et l'après de la puberté : témoin dépositaire de l'enfance dans ses différentes versions coécrites avec les parents, pour reprendre l'idée de coécriture chère à Piera Aulagnier, mais aussi témoin garant du changement pubertaire. Le journal n'institue pas seulement un espace projectif, comme toute modalité d'écriture, il n'offre pas seulement un miroir, mais un point de vue à partir duquel on peut se voir en train de se regarder et donc en train de changer.

Je suis celle que je suis en train de devenir, celle que j'étais, celle que je serai et le journal tient ensemble, garde trace, garde présent comme à l'extérieur celle-ci en contact avec celle-là – je pense ici à une patiente qui m'expliquait récemment qu'elle écrivait son journal en anticipant la lecture qu'elle en ferait un mois plus tard. C'est la raison pour laquelle le besoin psychique de l'écriture de soi devient particulièrement impérieux chez les préadolescentes. L'écriture diaristique le plus souvent commence dans l'urgence de l'attente de la puberté, avec les signaux annonciateurs liés aux premières modifications corporelles.

Le journal intime ayant pour enclencheur la prépuberté permet de faire l'expérience que le « modifié de soi » ne devienne pas étranger à soi. Cette formulation de Piera Aulagnier (1989) pose bien l'enjeu : établir l'enfance, l'avant de la puberté comme la cause de ce que le sujet est en train de devenir, ce qui suppose l'investissement de l'activité de pensée, de sa puissance d'investigation et de sa temporalité, dans un double mouvement de sexualisation et de désexualisation. Pour qu'une telle position psychique soit possible, pour qu'il y ait mémoire vivante de l'enfance dans l'après-coup pubertaire, il faut pouvoir compter en soi sur un autre qui autorise et investisse cette position, et cet autre dont la confiance est nécessaire pour devenir et se voir soi-même vient s'incarner dans le journal.

Le journal, témoin du passé et lieu mémoriel, matérialise la constance du devenir et permet l'expérimentation du temps dans sa continuité. Une telle expérimentation facilite la confrontation avec la rupture, elle aide, je cite à nouveau Piera Aulagnier, « à construire son enfance comme passé », « tâche qui incombe au Je du début à la fin de son parcours » mais qui devient l'enjeu principal du passage pubertaire, dans la mesure où il consiste à « conjointement préserver son investissement à ce qu'il était et qu'il n'est plus et investir son auto-anticipation et donc celui qu'il n'est pas encore » (Aulagnier, 1989).

Cacher et exhiber

Que souvent l'écriture de soi naisse de l'attente de la puberté, ou au moins dans cette attente, éclaire bien ce qu'il en est de l'expérimentation du temps chez la préadolescente. On pourrait avancer que la scansion du flux temporel par l'écriture, le rythme même de l'écriture du journal anticipe et préfigure le rythme corporel des règles à venir, puis entrera ensuite en résonance avec lui.

De même, il y a sans doute une spécificité chez les adolescentes et surtout les préadolescentes, concernant l'ambivalence structurelle vis-à-vis du secret de l'écriture. Les adolescents en général, lorsqu'ils écrivent un journal intime, cherchent à le cacher tout en le laissant volontiers traîner. Ils mettent ainsi en scène un conflit entre cacher et exhiber leur intériorité psychique. Ce conflit se démultiplie en différents niveaux :

– conflit entre d'un côté le besoin d'être seul, y compris dans ses aspects mégalomaniaques, avec un mélange caractéristique des pulsions auto-érotiques et de l'attraction de l'idéalité ascétique ou héroïque, et de l'autre, le besoin d'être en relation ;

– conflit entre l'autosuffisance narcissique revendiquée et le besoin d'un étayage sur les parents actuels ;

– conflit entre la tendance à agir la confusion entre parents internes et parents actuels et le besoin d'élaborer leur différenciation sous la domination de l'idéal du Moi et de ses ouvertures relationnelles.

Dans la mise en scène de ces conflits, le journal intervient comme la matérialisation d'un espace intermédiaire entre le dedans et le dehors. Il s'agit aussi de manifester la possibilité de relier l'expérience de la séparation d'avec la psyché maternelle et le terreau identificatoire œdipien et pré-œdipien, avec le besoin d'une légitimation de cette expérience par les parents et leurs équivalents ou substituts. Cette mise en scène d'une conflictualité intérieure a certainement avec le journal une visée élaborative, dans beaucoup de cas, qui suppose bien sûr l'absence d'intrusion et d'instrumentalisation du côté des parents et des adultes proches. Les blogs présentent, sur ce point comme sur d'autres, une différence qui peut même être très nette par rapport aux journaux. En organisant le partage public avec les pairs de la conflictualité de l'intime, y compris de la possibilité d'être lu par les adultes, on peut penser que les blogs correspondent entre autres choses à la recherche tantôt d'un apaisement plus ou moins élaboratif de ces conflits, tantôt d'un évitement.

Il reste que la visée élaborative du conflit entre cacher et exhiber est intrinsèquement liée à l'écriture du journal, qui matérialise la séparation et la différenciation au moins potentielle supposée par la possibilité de se voir dans le regard de l'autre, en l'absence d'autrui. Il y va en outre de ce que j'appellerais l'actualisation pubertaire de la symbolisation de l'absence. L'imaginaire amoureux typique de la période prépubertaire, puis pubertaire, avec des formes un peu différentes, trouve électivement à s'exprimer dans le journal sous l'ordre d'un objet susceptible d'être perdu : en langage kleinien, on pourrait dire que l'objet amoureux réactive la position dépressive. Mais l'acte d'écriture lui-même, en deçà de ce qui est écrit, réactive le processus d'apparition du symbole, de la symbolisation de l'absence, selon le modèle freudien du *fort/da*.

Le jeu ambivalent autour du cacher/exhiber serait donc à considérer aussi de cette manière : la symbolisation de l'absence en rapport avec le processus de séparation en cours. Mais pour la préadolescente, il prendrait encore une autre signification, renvoyant à l'anticipation des premières règles et à leur apparition, à l'ambivalence attachée au devenir-femme et au pouvoir d'engendrer et de façonner un petit d'homme dans son corps, comme la mère – pouvoir annoncé qu'il faut à la fois cacher et exhiber et que l'écriture du journal redouble à sa manière, comme puissance d'engendrement d'une représentation de soi. Sans doute s'agit-il aussi de rendre représentable, pour soi et pour les autres, là encore en toute ambivalence, le propre du sexe féminin, à la fois visible et non visible.

Pour la fille, le passage d'une dominance du Moi idéal sur l'idéal du Moi à une dominance de l'idéal du Moi sur le Moi idéal s'étaye spécifiquement sur le renoncement au père œdipien, qui contribue à former une association souple du Surmoi et de l'idéal du Moi – ce que Dolto appelait un « Surmoi génital souple », « qui préserve la jeune fille d'expériences sexuelles par dépit, par pur besoin d'échange, par désir incontinent d'être quelque chose pour quelqu'un » (Dolto, 1982, p. 196). Dolto proposait ici l'idée d'un « refoulement pubertaire sain », permettant d'accéder à l'idée d'une non-complémentarité du vagin avec le pénis paternel – l'angoisse de viol pouvant ici relever précisément d'un travail élaboratif de renoncement au sexe du père.

Dans cette perspective, il s'agit dans le journal de travailler à renoncer à la capture de l'objet œdipien, en même temps qu'il s'agit de consacrer la séparation d'avec la psyché maternelle du temps de la dépendance vitale. Pour l'adolescente et surtout la préadolescente, le journal est un témoin du passage, non seulement de l'avant à l'après de la puberté, mais de l'investigation auto-érotique du corps à l'auto-investigation de l'âme, c'est-à-dire de la puissance du corps dans l'activité de pensée. Puissance comme attestée par le journal, qui, en permettant de se voir en train de se penser, tient lieu de symbolisation de la scène originaire, de représentation de sa propre conception.

La publication de l'intime

En guise de conclusion, je voudrais terminer en évoquant les blogs. Contrairement aux journaux intimes, il y a dans cette pratique chez les adolescents et préadolescents une parité entre garçons et filles, comme si l'écriture de l'intime était plus accessible sous cette forme aux garçons. La grande différence entre blogs et journaux intimes ne tient ni à l'association de l'image et de l'écrit dans l'autoprésentation, ni à la variabilité du degré d'intimité suivant les sujets, ni au recours à la thématisation, ni à l'utilisation de standards assez contraignants, ni même à l'adjonction d'autocommentaires. En effet, ces différentes caractéristiques des blogs sont susceptibles de trouver leur équivalent dans les journaux intimes. La différence tient à la dimension relationnelle de la présentation de soi, d'emblée publique et supposée solliciter une lecture interactive, avec la possibilité de tisser un lien relationnel, au moins sous la forme médiatisée de l'Internet.

Cette différence me semble essentielle et pourrait éclairer le recours plus facile pour les garçons à cette écriture. Il ne s'agit plus de se voir dans l'écriture en train de se penser et de construire par là son passé comme source de nouvelles identifications, le journal venant matérialiser les figures de l'autre en soi dont le sujet a besoin pour cela. Avec les blogs, il s'agit d'utiliser un dispositif public pour rendre présent autrui et solliciter son regard. La visibilité est d'emblée requise et limite voire hypothèque le cacher/exhiber, dans les différents registres de symbolisation qu'il mobilise, ainsi que le lien intrinsèque avec le passage de l'investigation auto-érotique à l'auto-investigation de la pensée.

Peut-être cette déperdition facilite-t-elle l'écriture de soi chez les adolescents, en délimitant l'expression de l'intime, et restreint-elle les promesses de l'écriture de soi pour les adolescentes et préadolescentes ?

Résumé. Les enjeux narcissiques de « l'après-coup pubertaire » réactivent les modalités de la constitution de la fonction contenante de la psyché. Ces enjeux sont matérialisés dans les journaux intimes, dont l'écriture est souvent enclenchée par la prépuberté. L'expérimentation du temps, comme le conflit entre cacher et exhiber l'intime, prennent chez la préadolescente et l'adolescente une dimension corporelle spécifique, particulièrement visible dans le recours au journal comme lieu contenant.

Mots-clés. Après-coup pubertaire, espace intermédiaire, fonction contenante, journal intime, temps.

Abstract. Narcissistic issues of the differed action in puberty reactivate modalities of a particular functioning of the psyche. These issues are materialized in diaries, which appear frequently in the early stage of the puberty. The experience of the time, as a conflict between hide and disclose intimacy, has a corporeal dimension in adolescence, especially in diaries.

Key words. Differed action in puberty, transitional area, holding function, diaries, time.

Bibliographie

Chiantaretto, J.-F., Clancier, A. & Roche, A. (Eds.) (2005). *Autobiographie, journal intime, psychanalyse.* Paris : Anthropos–Economica.

Chiantaretto, J.-F. (2005). *Le témoin interne.* Paris : Aubier–Flammarion.

Aulagnier, P. (1989). Se construire un passé. *Journal de psychanalyse de l'enfant, 7,* 191-200.

Dolto, F. (1982). *Sexualité féminine.* Paris : Scarabée–Métailié.

Approche littéraire de la différence sexuelle à l'adolescence

Maria Cristina Poli[1]

Aborder le thème du « devenir-femme » à l'adolescence requiert certaines considérations sur la différence entre les sexes. En effet, si nous disons que la femme est le fruit d'un devenir, qu'il s'agit de quelque chose qui devient et non de quelque chose qui est depuis toujours – affirmation faite par Beauvoir (« On ne naît pas femme, on le devient », 1949) mais, avant elle, par Freud (1933) –, cela n'est possible qu'en faisant la comparaison avec l'autre face de la sexuation : l'être homme. Dans un livre au titre provocateur – « Ce que Lacan disait des femmes » –, Soler (2003) signale que pour Freud l'absence du registre de la différence entre les sexes dans l'inconscient doit être considérée à partir de l'absence d'inscription psychique de la féminité et de la castration. Féminité et castration seraient donc un pur négatif qui, au même titre que le « non » – la négation, tout court – ne trouve pas de registre dans l'inconscient.

Pour Lacan, l'inconscient n'est pas le même que pour Freud. Dans le séminaire *Les quatre concepts fondamentaux de la psychanalyse,* il attribue cette différence de formulation aux apports de la linguistique (Lacan, 1964). Lorsqu'il écrit que l'inconscient est structuré comme un langage, certaines conséquences s'imposent dans l'entendement même de la constitution subjective, ainsi que dans le rapport du sujet au sexe, le sujet qui nous intéresse ici. Dans ce séminaire, il signale que par rapport à la différence sexuelle il n'y a pas de support signifiant

1. Psychanalyste, membre de l'Association psychanalytique de Porto Alegre (Brésil). Docteur en psychologie de l'université Paris 13. Professeur à l'université Federal du Rio Grande do Sul (UFRGS). Chercheur du CNPq (Conseil National du Développement Scientifique et Technologique, Brésil).

susceptible de représenter psychiquement la position sexuée du sujet. Nous avons les termes « homme » et « femme », mais ils situent un *a priori* anatomique et non une position du sujet dans son rapport au désir, ni les effets subjectifs de cette opération d'inscription de la loi symbolique qui conditionne nos formes de jouissance pulsionnelle et que nous appelons castration.

Cela ne signifie pas que la différence sexuelle ne s'inscrit pas dans l'inconscient, mais que la différence signifiante « homme » et « femme » est insuffisante pour soutenir la forme singulière de jouissance constituée par le sujet. Dès l'adolescence, nous devons tous répondre par une position sexuée. À ce moment de la vie, nous devons nous inscrire dans cette bipartition des sexes imposée par le discours. Cela n'entraîne pas de difficultés, la référence étant l'anatomie. La difficulté est de réussir à rencontrer un support signifiant qui traduise la forme particulière de jouissance qui nous constitue. Certes, et Freud nous le montre (1905), l'enfant a également une sexualité, il organise aussi une forme de jouissance, mais il n'est pas encore tenu d'y répondre en acte.

Il y a donc quelque chose d'inédit dans la sexualité à l'adolescence, qui situe plus spécifiquement ce point non représentable du désir qu'est la position sexuée. L'innommable de la jouissance sexuelle concerne la façon dont chaque sujet va chercher en acte, dans l'exercice du sexe, à produire l'objet qui lui confère une satisfaction pulsionnelle. Le jeune devra par conséquent développer un savoir-faire avec le corps érogène et pulsionnel, qui est cependant encore loin d'être acquis. À ce moment, l'imposition par le discours – l'Autre dans ses diverses incarnations – d'un signifiant *a priori* (« sois homme », « sois femme ») aux garçons et aux filles peut avoir (elle a toujours, en quelque sorte) des effets traumatiques.

Dans la clinique, cela s'exprime aussi bien chez les adolescents eux-mêmes que chez les hommes et femmes déjà mûrs qui se souviennent des marques que cette période a laissées dans leurs vies. Chez la fille, les premières règles, l'apparition des seins, la confrontation avec les regards qui indiquent le corps comme objet de désir, la séparation dans la relation avec la mère et les problématiques correspondantes dans l'oralité, la séparation d'avec le père et le début d'une pratique sexuelle exogamique (la perte de la virginité), etc., sont exprimés par l'angoisse et la passion qui accompagnent ces découvertes. Dans ces deux expressions, il s'agit de la présence parfois excessive de l'objet pulsionnel, reste sans nom et difforme, qui altère la constitution de l'image corporelle elle-même et des conditions de l'énonciation du désir. Ce que Lacan (1962-63) dit à propos de l'angoisse – c'est-à-dire qu'elle « n'est pas sans objet » – nous pouvons le dire aussi sur la passion. C'est un objet qui s'impose à la jouissance et qui, en l'absence du savoir-faire par rapport à lui (le *sinthome*), se présentifie directement dans ces affects.

Pour aborder la présence de ces deux affects – l'angoisse et la passion – comme indices du passage adolescent ainsi que de l'émergence de la féminité, je vais prendre appui sur le récit d'un livre. L'histoire n'est pas écrite par une adolescente ni ne s'adresse aux adolescents. Pourtant, j'ai lu cet ouvrage quand j'étais adolescente et je peux vous dire qu'il a suscité beaucoup d'effet sur moi. L'impression de retrouver dans ce récit quelque chose de ma propre expérience subjective, pour laquelle je ne trouvais pas d'autre nom, me semble suffisante pour vous en parler ici. Quoi qu'il en soit, je profite de l'opportunité qui m'est offerte pour interroger ce texte – à la valeur littéraire très largement reconnue – dans ce qu'il peut nous transmettre sur la relation entre féminité et adolescence.

Il s'agit de *La Passion selon G. H.,* de Clarice Lispector (1964). Il a été traduit en français par Claude Farny et publié en 1978 par les éditions Des Femmes. Malheureusement, je ne l'ai pas lu en français pour pouvoir porter un jugement sur la traduction. J'espère qu'elle a été bien faite, car c'est un de ces livres – comme la plupart des bons livres – où les mots utilisés ne sont en rien secondaires ; au contraire, ils sont indispensables pour assurer la transmission de l'expérience qui est racontée. La trame du livre est assez simple : une femme est seule chez elle, elle a renvoyé sa bonne la veille et décide de ranger la chambre que cette dernière occupait. En entrant dans cette chambre, elle se trouve face à une scène insolite : alors qu'elle s'attendait à trouver l'endroit sale et en désordre, il est en fait propre et vide. À la place d'une multitude d'objets accumulés, elle ne rencontre qu'un dessin primitif, en évidence sur le mur. Fait avec un morceau de charbon, il représente la silhouette d'un homme, d'une femme et d'un chien. Nous prenons connaissance et accompagnons la surprise de cette femme devant un tel dessin. Une femme qui se limite également à ne s'identifier que par ses initiales G. H., inscrites sur ses valises entreposées dans un coin de cette même pièce. En apercevant le dessin des silhouettes depuis le pas de la porte, G. H. hésite à entrer ; elle nous dit que c'est comme si, en le faisant, elle devrait désormais se situer comme homme ou comme femme. Or, elle n'avait jamais eu besoin de se situer de la sorte jusqu'alors ! Elle vivait comme si elle était simplement ce que les autres disaient d'elle, confondant et adaptant son être à ce récit qui lui venait de l'extérieur. Elle s'étonnait seulement quand, confrontée à ses photographies, elle devait se positionner de ce côté externe et percevoir alors sa distance par rapport à elle-même.

La confrontation avec le dessin primitif la capture, exige d'elle une prise de position dans une énonciation sexuée. De la même manière que les signifiants « homme » et « femme » présentés par le discours. Mais ici, dans le minimalisme du tracé des différences, signalées par les silhouettes, il n'y a pas d'attribution *a priori.* La réduction du signifiant au trait, le vidage du sens la jettent inexorablement à l'intérieur de son propre corps. Comme je l'ai déjà dit, il s'agit d'un récit d'une femme mûre ; une femme qui, nous l'apprendrons par la suite, a déjà été mariée, a connu l'amour et la désillusion. Mais jusqu'à ce jour, elle ne s'était jamais laissée capturer par l'intérieur d'une expérience qui la place devant sa condition sexuée. Elle hésite à entrer dans cette chambre : une chambre qui, dans sa propre maison, constitue un univers à part puisqu'il était attribué à une autre femme, laquelle, en règle générale, s'occupe des déchets de la maison. Cet espace étranger, mais intimement familier, la surprend pour la première fois et l'interroge, ce qui va la conduire à l'occuper.

Il est certain que le dessin était déjà là avant qu'elle ne le voie. Apparemment, G. H. fait des conjectures, elle pense qu'il a toujours été là. Il y a quelque chose de primitif dans cette esquisse, une sorte de caricature des origines mythiques. Mais pour la première fois elle le voit. Pour la première fois, la nécessité de se situer comme personnage sexué dans ce champ primitif du trait d'une différence entre les sexes s'impose à elle. L'adolescence est le temps de cette « première fois » ; temps de ce qui était déjà là avant, mais ce n'est qu'à ce moment (dans l'après-coup) qu'il précipite le sujet dans la référence sexuée, comme si c'était ainsi depuis toujours.

Le trait réduit du dessin la projette directement dans cet espace de bord entre le dedans et le dehors de son propre corps. Une espèce de miroir minimal, pure bordure de tableau, réduction de l'image du Moi à la position du sujet dans l'énonciation : je suis femme, je suis homme. Deux êtres parlants irrémédiablement liés à un troisième incapable d'affirmer sa propre parole, le chien ; un « il » irréductible, lieu du Ça dans le langage. Le trait de la silhouette sur le dessin est comme le trait unaire de la différence qui, loin de se fixer dans le jeu de la présence/absence du pénis/phallus, indique le lien inexorable entre la constitution d'un corps sexué et les conditions de prise de la parole du sujet en son nom propre.

Il est intéressant d'observer que le récit de Clarice Lispector s'ouvre sur un espace-temps en suspension. La découverte d'une nouvelle intimité – un espace étranger dans sa propre maison – est traversée de métaphores scopiques. Voir, être vu et se faire voir – les trois temps de la pulsion scopique – entrent en même temps dans le récit, indiquant les points de soustraction du regard, la schize, nous dit Lacan, du sujet entre l'œil et le regard. C'est de cette relation que viendra également l'une des plus belles métaphores que je connaisse sur le registre de la privation. Ni castration, ni frustration, pour reprendre la différence signalée par Lacan dans le séminaire sur la relation d'objet. D'après lui, la privation est la perte réelle d'un objet symbolique, c'est-à-dire la rencontre avec le manque de base, primaire ; un manque que le refoulement originaire soustrait en superposant de nouveaux signifiants, toujours insuffisants pour nommer l'innommable de cette carence primitive. Le personnage du livre dit :

> « Mais c'était comme une personne qui, née aveugle et n'ayant personne à ses côtés qui possède la vision, ne puisse même pas formuler une question sur la vision : elle ne saurait pas que voir existe. Mais, comme en réalité la vision existait, même si cette personne en elle-même ne le savait pas ni n'en avait entendu parler, elle serait immobile, inquiète, attentive, sans savoir questionner sur ce qu'elle ne savait pas qui existait – il lui manquerait ce qui devrait être à elle[2]. » (Lispector, 1964/1998, p. 135).

À travers son personnage, Clarice Lispector nous montre qu'il y a dans la privation une relation particulière entre savoir et existence, liée à la position de l'objet regard (« elle ne [savait] pas que voir existe »). Freud (1905), dans ses élaborations de la pulsion épistémophilique, indique que savoir c'est aussi « vouloir voir ». Quand l'enfant formule ses théories sexuelles, il cherche à s'inclure dans un exercice de la sexualité dont l'accès lui est interdit. De l'extérieur, exclu de la scène primaire, il regarde, il voit et il veut savoir. Dans les théories sexuelles il peut alors se voir dans l'objet vu, en concevant ses origines à travers les références qu'il possède sur son propre corps. C'est ainsi que sont formulées les théories sexuelles qui attribuent l'origine des bébés à ce qui est ingéré ou évacué (Freud, 1908).

À l'adolescence, la constitution du fantasme se situe dans une position similaire aux théories sexuelles infantiles. Freud (1909) souligne que le pubère va constituer ses fantasmes à partir d'un scénario familial dupliqué et divisé entre des parents idéalisés et des parents dénigrés. Le jeune constitue le scénario qui l'oriente dans l'exercice de la sexualité à partir de ces deux balises : d'un côté les idéaux (le discours), de l'autre le corps (la pulsion). La figuration de la chute des parents idéalisés de l'enfance passe par la découverte qu'ils sont aussi sujets au sexe. Ils sont aussi soumis à faire corps pour une jouissance

---

2. Traduit par Patricia Ramos et Pascal Reuillard.

dont ils sont objets, pour un travail avec le corps propre dans l'étreinte sexuelle qui leur est dictée de l'extérieur, par l'Autre. Ainsi, le fantasme adolescent se situe comme un rempart face à cette chute du couple parental, face à cette réduction de l'idéal à la jouissance du corps.

Le vidage de la fonction imaginaire des parents s'accompagne donc d'une chute plus grave et plus grande, celle du support symbolique lui-même. Au-delà de la castration, la privation. Il ne s'agit plus de jouer transitivement à cache-cache. « Si je ferme les yeux tu ne me vois pas », dit l'enfant, leurré par la présence inexorable d'un regard panoptique qui lui permet de jouer à être l'autre et à fermer les yeux, sans que le regard en soi ne se perde. La découverte adolescente, l'inscription de la privation, implique le déclin de l'instance du regard (« n'ayant personne à ses côtés qui possède la vision », selon les dires du personnage) ainsi que la chute du couple parental, qui étayait jusqu'alors ce regard. Les passages à l'acte des adolescents – à l'exemple des crises boulimiques – doivent être compris dans ce contexte. Ce sont des chutes du corps qui accompagnent la perte du regard omniprésent de l'enfance. Ce sont des fragments corporels qui « se donnent à voir », qui cherchent à reconstruire un regard – le regard maternel, surtout – dans le vomissement lancé dans un espace circonscrit.

Le fantasme reconstitue l'objet perdu. La vision existe à nouveau, acquérant une nouvelle consistance à partir d'un savoir-faire avec le corps sexué. C'est ce que nous dit G. H. dans le passage cité auparavant : « Mais, comme en réalité la vision existait, même si cette personne en elle-même ne le savait pas ni n'en avait entendu parler, [...] il lui manquerait ce qui devrait être à elle. » L'inscription du fantasme pour suppléer à la privation entraîne un repositionnement de la castration. Et ce fantasme passe par l'énonciation d'une position sexuée, comme mode de reconstitution d'un savoir.

Dans *Les trois essais sur la théorie de la sexualité*, Freud (1905) affirme que c'est par l'intermédiaire de ce « vouloir savoir », ce regard extérieur à la scène primaire, que l'enfant s'insère dans la référence à la sexualité. Comme nous l'avons déjà dit, cette sexualité est dirigée par la question « d'où viennent les bébés ? ». En explorant quelques années plus tard les conséquences de la différence anatomique entre les sexes, Freud (1925, p. 127) ajoute un autre élément : c'est la fascination par rapport aux organes génitaux de l'autre sexe, en particulier chez les filles, qui promouvrait l'intérêt du sujet pour la sexualité. Voir le sexe des garçons, regarder leurs organes génitaux aurait cet effet sidératif, amenant le sujet à être confronté à ce qui ne peut pas se voir sur son propre corps. Freud écrit : « Elle l'a vu, elle sait qu'elle ne l'a pas et elle le veut. » La différence féminine est présentée comme quelque chose qui se dérobe au regard, et donc qui se soustrait au domaine du savoir. (Rappelons également que Freud [1927] – ce qui ne semble pas fortuit – nomme au départ le refus pervers de « scotomisation » de la castration. En d'autres termes, un « ne pas vouloir voir », similaire à « n'en rien vouloir savoir », « ne pas vouloir savoir sur la castration »).

Ces deux signalements de Freud sur la perception visuelle de la différence sexuelle, son oscillation entre la position d'extériorité relative à la construction d'un savoir et l'inclusion dans la scène par la perception de l'absence de l'objet, sont tous deux des temps relatifs de la sexualité dans l'enfance. Et dans l'adolescence, qu'y aurait-il de spécifique ? Dans le troisième essai, de 1905, Freud attribue à la puberté le temps dans lequel la différence entre les sexes s'impose, le temps dans lequel le registre du féminin advient réellement. De même, lors de l'élaboration de l'organisation génitale infantile, il reconnaît que ce n'est qu'au moment de la puberté que sera reconnue l'existence d'un vagin en tant que « logis du pénis et [...] l'héritage du corps maternel » (Freud, 1923, p. 116). De plus, dans le petit texte sur les romans familiaux (Freud, 1909), c'est au pubère qu'est attribuée la découverte de la sexualité maternelle. L'effet d'horreur est exploité par Freud dans son commentaire sur la tête de Méduse (Freud, 1922), une image remplaçant la castration féminine qui pétrifie celui/celle qui ose regarder.

Finalement, toutes ces références freudiennes – et on pourrait continuer à en citer d'autres – indiquent la présence d'une certaine spécificité de la relation entre pulsion scopique et castration dans la constitution de la féminité à l'adolescence. Une spécificité qui inclut une découverte allant au-delà de la levée du voile pour entrevoir si l'objet est là ou non. Nous pouvons même dire qu'il s'agit, pour reprendre le terme utilisé par G. H. par rapport à ce qui lui arrive, d'une révélation.

Lorsqu'elle se décide enfin à rentrer dans la chambre – image qui nous renvoie immédiatement à la chambre parentale, la chambre de la scène primitive, où le sujet reste cloué sur le pas de la porte jusqu'au moment où, à l'adolescence, il est autorisé à construire lui-même sa scène en acte – elle doit faire face à une autre scène, encore plus sidérante : elle rencontre un cafard (notez ici que « cafard », en portugais *barata,* est du genre féminin), animal millénaire, spécimen grotesque et abject qui entraîne immédiatement la rencontre avec une angoisse inouïe. Le temps et l'espace s'ouvrent à nouveau sur une suspension infinie, un temps et un espace immémoriaux des origines de la vie de l'homme sur la Terre. Une expérience mythique que G. H. nous invite à accompagner, en la tenant par la main. Elle a peur, peur de se défaire face à l'innommable de cette rencontre ; peur de cette subite révélation apportée par le fait de regarder, d'être regardée et de se regarder dans le cafard et à travers le cafard.

Le récit de Clarice Lispector nous transmet la capture d'une expérience inédite, transformatrice. G. H. voit le cafard et se voit en lui. Le regard de la bête l'interroge. D'un geste brusque, elle le tue en l'écrasant contre la porte de l'armoire. Le cafard reste suspendu mais il continue à la regarder : « les deux yeux étaient vivants comme deux ovaires. » C'est un cafard femelle, nous dit G. H., puisqu'elle est morte par la ceinture. « Seules les femelles meurent par la ceinture. » Dans une pure association libre, dans un vaste glissement métonymique d'images allégoriques de l'univers féminin, nous apprenons qu'elle a subi un avortement dans sa jeunesse, un temps de découverte et de perte de la maternité. Un moment inaugural, mythique également, de devenir-mère, proféré dans le négatif. La mort d'une mère, d'une mère mythique, primordiale, que ce cafard représente. La mère de la horde primitive peut-être, qui interdit l'accès au sexe par la possession exclusive des objets de sa jouissance. La mère qui se précipite dans le sang des premières règles qui l'expulsent du corps de la petite fille désormais prête, elle aussi, pour accéder à cette jouissance. Un sang abortif qui synthétise le paradoxe de la perte de la mère dans le gain de la maternité.

Mort-sacrifice du cafard, la femelle totémique primordiale. Dans le chapitre intitulé « Le retour infantile du totémisme », Freud (1913) fait référence au célèbre récit de la horde primitive et associe à cette inscription originaire du complexe paternel les phobies et les fétiches infantiles. L'enfant phobique, fille ou garçon, craint un animal dans la mesure où il remplace symboliquement et la puissance et la décadence du phallus paternel. Il s'agit d'un père mythique, imaginaire, qui incarne la figure terrifiante de l'agent de castration pour l'enfant.

Face à la chute du phallus paternel, une autre image s'impose également, plus primordiale : celle de la mère dévorante (Freud, 1931) – Médée cruelle, hydre assassine. Une image fantasmatique qui s'impose à l'adolescence et qui est transformée en impératifs sociaux. Dans *Malaise dans la culture,* Freud (1930) parle de « surmoi culturel » lorsqu'il situe cet aspect démoniaque des exigences qui asservissent le corps et l'âme en faveur d'une satisfaction supérieure. En faveur de la jouissance de l'Autre, dit Lacan quand il situe le lieu d'assujettissement du sujet aux disciplines parfois cruelles. Une maigreur extrême, des performances scolaires impeccables, de bonnes manières menées à l'extrême de l'effacement du désir. Un corps mythique de la Femme que des jeunes vestales se doivent de maintenir, en sacrifiant et en se sacralisant pour lui.

G. H. nous invite à l'accompagner dans son témoignage de cette expérience. Elle sollicite notre présence parce qu'elle craint de se confronter seule à ce qu'elle a vécu. La traversée de ce désert, de cette expérience unique et solitaire de donner du corps (« mettre du corps », comme on dit en portugais de nos filles à la puberté) a quelque chose d'inouï dans le langage. À partir de sa rencontre avec le cafard, G. H., jusqu'alors capturée par la chambre étrangère sans pouvoir choisir, se met à rechercher activement le geste, le lieu, la condition qui puisse l'amener au plus intime de l'expérience. Prise par la passion de cette rencontre inédite avec un vide essentiel – qu'elle aperçoit d'abord par le trait du dessin sur le mur puis par la mort sacrificielle de la femelle totémique –, elle cherche passionnément le contact avec un au-delà des mots.

Elle demande notre main. Elle a besoin que quelqu'un l'accompagne dans ce parcours ; quelqu'un qu'elle finit par aimer à partir d'un certain point. On peut apercevoir là la similitude du récit avec l'opération du transfert analytique. À ce moment, la traversée se projette comme une histoire biblique ; G. H. reconnaît dans la rencontre avec le regard du cafard la « chose même », ce vide – objet dépourvu d'attributs. Il s'agit d'une forme de rencontre avec Dieu. « Le divin pour moi c'est le réel », écrit et répète presque Lacan qui, par rapport à l'expérience mythique, à la jouissance féminine, avait déjà dit : « les dieux sont réels ». Son expérience se confond avec celle du Christ – « la condition humaine est la passion du Christ », dit G. H. –, un dépouillement essentiel dans la rencontre avec la carence fondamentale. Il ne faut pas craindre cette carence – nous dit-elle – parce que c'est sa reconnaissance qui est la base de toute rencontre, le fondement de toute demande, le support de tout appel.

Nous sommes ce que nous sommes capables d'avoir, d'avoir dans l'avenir, et non en raison de l'effet de sens qu'une telle possession produit sur nous. Nous sommes ce que nous avons tant que cet avoir est quelque chose de dépourvu de sens, hors de sens. Un non-sens qui constitue notre condition de rencontre avec l'altérité. La fonction du Tu, ainsi dénommée par Lacan (1957-58) pour parler de la présence de l'autre : le besoin d'un appel, exprimé dans ce vocatif d'inspiration religieuse, qui situe la détresse face à la perte d'une signification anticipée. La condition de réduction de l'être au parlêtre qui nous place devant l'inévitable position féminine ; la condition de l'« orphelinage » dans le discours, mais dans lequel le semblable, le Tu qui authentifie la singularité du geste unique et minime, acquiert toute son importance (Poli, 2006).

La différence sexuelle donc se dit à chaque fois et pour chacun. Elle se produit comme un savoir sur la privation. Nous sommes privés des objets et, plus encore, pauvres en signifiants. Nous partageons les figurations du masculin et du féminin offertes par notre culture. Elles anticipent notre jouissance dans une signification forgée. Pourtant, chacun a besoin de la réinventer. Il faut traverser l'expérience dont le scénario nous est généreusement et brillamment offert par Clarice Lispector. Vivre la passion et l'angoisse de cet objet innommable – objet féminin qui se dérobe au regard puisqu'il se confond avec lui – n'est possible qu'à chaque fois et pour chacun. On ne peut le faire par procuration, *in absentia* ou *in effigie* comme écrit Freud (1912) à propos du transfert. Mais si nous avons un peu de chance, nous pourrons appeler pour qu'un *Tu* vienne à notre aide et nous permette d'authentifier le savoir ainsi acquis par l'intermédiaire de l'expérience.

Résumé. Il y a quelque chose d'inédit dans la sexualité à l'adolescence, qui situe plus spécifiquement le point non représentable du désir qu'est la position sexuée. L'innommable de la jouissance sexuelle concerne la façon dont chaque sujet va chercher en acte, dans l'exercice du sexe, à produire l'objet qui lui confère une satisfaction pulsionnelle. Le jeune devra développer un savoir-faire avec le corps érogène et pulsionnel, qui est cependant encore loin d'être acquis. Cet article développe ces questions relatives à la sexualité féminine en prenant appui sur l'œuvre de l'écrivain brésilienne Clarice Lispector : *La passion selon G. H.*

Mots-clés. Féminité, adolescence, privation, regard, pulsion.

Abstract. Something new in sexuality during the adolescence is the non representation of the desire. The sensual pleasure which is impossible to name concernes the way the adolescents realise the sexual act. Young people should develop a *savoir-faire* with their erotic body. This paper deals with questions concerning feminine sexuality from the writing of the Brasilian author Clarice Lispector : *The passion by G. H.*

Key-words. Femininity, adolescence, privation, look, drive.

Bibliographie

Beauvoir, S. (1986). *Le Deuxième Sexe II.* Paris : Gallimard.

Freud, S. (1905). *Trois essais sur la théorie sexuelle.* Paris : Gallimard, 1987.

Freud, S. (1908). Les théories sexuelles infantiles. In *La vie sexuelle.* Paris : PUF, 1969.

Freud, S. (1909). Le roman familial des névrosés. In *Névrose, psychose et perversion.* Paris : PUF, 1973.

Freud, S. (1912). Sur la dynamique du transfert. In *Œuvres complètes.* V. XI. Paris : PUF, 1998.

Freud, S. (1913). Totem et Tabou. In *Œuvres complètes.* Psychanalyse. V. XI. Paris : PUF, 1998.

Freud, S. (1922). La cabeza de medusa. In *Obras Completas,* t. III. Madrid : Biblioteca Nueva, 1973 ; *La tête de méduse.* Paris : PUF.

Freud, S. (1923). L'organisation génitale infantile. In *La vie sexuelle.* Paris : PUF, 1969.

Freud, S. (1925). Quelques conséquences psychiques de la différence anatomique entre les sexes. In *La vie sexuelle.* Paris : PUF, 1969.

Freud, S. (1927). Le fétichisme. In *La vie sexuelle.* Paris : PUF, 1969.

Freud, S. (1930). *Malaise dans la culture.* Paris : Quadrige–PUF, 1995.

Freud, S. (1932). Nuevas lecciones introductorias al psicoanalisis – Lección XXXII La feminilidad. In *Obras Completa,* t. III. Madrid : Biblioteca Nueva, 1973 ; Nouvelles conférences sur la psychanalyse. La féminité. Paris : Gallimard.

Lacan, J. (1957-58). *Le séminaire V. Les formations de l'inconscient.* Paris : Le Seuil, 1998.

Lacan, J. (1962-63). *Le séminaire X. L'angoisse.* Paris : Le Seuil, 2004.

Lacan, J. (1964) *Le séminaire XI. Les quatre concepts fondamentaux de la psychanalyse.* Paris : Le Seuil, 1973.

Lispector, C. (1964). *A paixão segundo G. H.* Rio de Janeiro : Rocco, 1998.

Poli, M. C. (2006). Le récit des origines et la fonction du « Tu » à l'adolescence. *Revue Psychologie Clinique, 21,* 149-162.

Soler, C. (2003) *Ce que Lacan disait des femmes.* Paris : Édition du Champ Lacanien.

L'infinie matière des humanités Corps, espace, temps, au féminin pluriel

Marie Rose Moro[1]

> *Une des richesses les plus fragiles de l'identité, personnelle ou collective, et les plus précieuses aussi, est que d'évidence elle se développe et se renforce de manière continue, nulle part on ne rencontre de fixité identitaire, mais aussi qu'elle ne saurait s'établir ni se rassurer à partir de règles, d'édits, de lois qui en fonderaient d'autorité la nature. Le principe d'identité se réalise ou se déréalise parfois dans des phases de régression (perte de sentiment de soi) ou de pathologie (exaspération d'un sentiment collectif de supériorité) dont les diverses « guérisons » ne relèvent pas, elles non plus, de décisions préparées et arrêtées, puis mécaniquement appliquées.*
>
> Patrick Chamoiseau, Édouard Glissant, *Institut du Tout-Monde*, 2007, p. 1.

Le corps est à la fois objet de fascination et de mépris. Fascination du charnel, il n'est qu'à voir les unes de nos journaux et surtout les photos des magazines : la sortie en première page d'un corps mis en scène et correspondant aux canons actuels de la beauté augmente les ventes de manière vertigineuse, comme cela a été le cas pour un magazine féminin récemment : on parlait de cette photo, on la regardait, dans le cabinet du dentiste ou du coiffeur, dans le bus ou le métro, mais aussi dans nos consultations en particulier avec les adolescents et tout particulièrement les adolescentes, sensibles jusqu'à l'extrême parfois à ces questions de représentations de leur corps projetées sur l'autre.

---

1. Professeur de psychiatrie de l'enfant et de l'adolescent, université Paris 13, chef de service à l'hôpital Avicenne, Bobigny. Directrice de la revue transculturelle *L'autre*. Site : <www.clinique-transculturelle.org/> Courriel : marie-rose.moro@avc.ap-hop-paris.fr

Mépris du charnel aussi quand on hiérarchise entre le corps et l'âme, entre le biologique et le psychique, entre l'objectivable du corps et l'ineffable de la subjectivité, quand on malmène son corps ou lui refuse le plaisir ou même de petits bonheurs.

Marquages du corps

Pourtant, les adolescents, tous les adolescents, marquent leur corps ou imaginent le faire, directement par des piercings, des tatouages et indirectement par des vêtements, des coiffures, des dissimulations et des dévoilements. Pour ma part, je suis souvent confrontée en clinique[2] à ces adolescents, fils de migrants, qui expriment leur souffrance sous forme multiple mais très souvent inscrite dans leurs corps : irruptions brutales telles les tentatives de suicide, les crises d'angoisse, les bouffées d'allure délirante... mais aussi des passages à l'acte délictueux, ou encore des pathologies à traduction directement corporelle (mutilations, marquage du corps...). Les adolescents arrivent souvent à la consultation en montrant d'emblée leurs poignets pleins de cicatrices, quand ce n'est leur cou ou leur abdomen. Parfois se surajoutent à ces inscriptions, signes d'une souffrance aiguë, des marques qu'ils disent volontaires : des tatouages, « à ma mère », « à l'Algérie », etc. Les filles de familles maghrébines laissent parfois voir au niveau des poignets ou du cou des marques à l'encre bleue. Parfois, elles ont du henné sur la paume des mains et la pulpe des doigts. Les jeunes filles de familles africaines peuvent elles aussi avoir des marques rituelles sur leurs visages, leurs oreilles... Les adolescents nous montrent donc, d'un même mouvement, des traces qu'on pourrait dire révélatrices d'une rupture de sens – les cicatrices de tentatives de suicide ou d'automutilations – et parfois, quoique rarement, des traces d'une tentative souvent avortée de réintégration dans une chaîne de sens, celle de l'histoire de la famille – les marques traditionnelles. Ces stigmates physiques ne sont la plu-

2. À l'hôpital Avicenne à Bobigny, où je dirige un service de psychiatrie de l'enfant et de l'adolescent et une consultation transculturelle pour les enfants de migrants et leurs parents.

part du temps que la partie immergée de l'iceberg. Au fil des entretiens, on apprend souvent que ces marques physiques renvoient à des événements traumatiques et à des conflits qui ne s'élaboreront que dans un second temps, si la rencontre avec l'adolescent a lieu et souvent à partir du corps et de ses ressentis corporels.

Le corps, une production culturelle

C'est une période complexe pour ces adolescents car il existe une difficulté fréquente pour concilier les enjeux du narcissisme et ceux de la vie pulsionnelle. Jeammet (1980) a insisté sur cet écart caractéristique de l'adolescence, mais la situation migratoire, avec la marque traumatique qu'elle contient, augmente cette dialectique entre les besoins du Moi et ceux du lien à l'autre, entre filiation et affiliation, et cela s'inscrit dans le corps, production à la fois psychique et culturelle. Me construire, habiter mon corps et fortifier le lien à l'autre et au monde, l'enjeu est important. Entre mes besoins et ceux du groupe, il y a un espace que s'efforcent de combler les différentes productions idéologiques, culturelles et sociales. Ces constructions, et ceux qui les incarnent, prennent le relais des parents, des professeurs, des éducateurs, des amis, des maîtres à penser… L'adolescent est amené à intégrer les composantes pulsionnelles de son projet de vie de manière acceptable pour lui et pour sa famille dans un équilibre instable entre attachement et détachement, entre dedans et dehors. Comment assurer la permanence de mon identité malgré ma confrontation constante au différent ? Seul le corps reste le point fixe. Quel est l'impact de la réalité externe dans la construction de la réalité interne ? Nous sommes contraints à penser l'articulation entre réalité interne et externe de manière approfondie et sensible. D'où l'importance du monde implicite des croyances, des convictions, des attentes, des non-dits qui constituent la trame de fond sur laquelle se tissent les liens familiaux et, par conséquent, les liens thérapeutiques. Comment rendre acceptable et transmissible ce dont l'adolescent a besoin à cette période pour se construire et pour investir son corps de manière harmonieuse ? Telles sont les questions auxquelles on est confronté à cette période difficile pour tous, et de manière aiguë et parfois bruyante pour certaines adolescentes dites de la seconde génération, qui maltraitent tant ce corps, aimé et haï à la fois.

Ainsi Élégante, cette belle jeune fille née en France, et qui, comme bien d'autres jeunes « issus de l'immigration », a su remarquablement s'inscrire dans les référents d'ici, mais aussi les retravailler et en inventer de nouveaux, dans ce lieu du monde, comme diraient Patrick Chamoiseau et Édouard Glissant, lieu du monde qu'elle crée autant qu'il la crée. Du haut de ses seize ans, elle a adopté les codes langagiers, relationnels, vestimentaires propres à la génération de son âge. Bref, Élégante a un « look », un « style », « une présence au monde » forte. Elle laisse voir un corps codé par les attentes de son groupe d'âge. Qui ne veut pas connaître son histoire familiale migratoire sera pris dans les mirages trompeurs de cette image standard « d'adolescente de banlieue », de la génération dite « seconde », comme si l'histoire de sa famille commençait avec l'événement migratoire. Son corps lui sert de carte de visite pour initier une interaction avec l'autre, sur un terrain commun. Pourtant, ce corps, elle le mutile, le trouve gros alors qu'elle est de toute beauté, parfois elle l'exhibe et d'autres fois, elle voudrait l'effacer, se rendre transparente et blanchir sa peau. « Le corps des Blancs, il est transparent » dit-elle. Ce corps porte les marques ambivalentes du rapport à soi et à l'autre ; il exhibe les marques et les avatars de sa construction identitaire et sexuelle avec ses moments de rupture, de doute, de régression et d'exaltation.

Autre facette du corporel et du charnel chez les adolescents : la question actuelle du voile des adolescentes de la génération dite seconde.

Le corps voilé

Ces jeunes filles voilées ont menacé l'identité française au point que le gouvernement et à sa suite le législateur ont cru bon proposer une loi pour l'interdire à l'école publique. Cette loi a été depuis votée par les députés. Avant de donner les arguments du débat, il importe de dire les faits : en Seine-Saint-Denis, par exemple, département multiculturel de la banlieue parisienne par excellence, il y avait, avant le vote de la loi, moins de dix situations problématiques de jeunes filles voilées[3]. Et parmi ces situations, la majorité d'entre elles le portaient sans l'accord de leurs parents ; elles l'avaient imposé à leurs parents. Les jeunes filles « choisissent » de cacher leur corps, disent-elles dans un premier abord, dans un premier niveau de langage. On est loin de jeunes filles soumises et terrorisées qui ne choisissent rien et qui subissent la loi de la famille ou du groupe. La contrainte communautaire est un vrai risque mais elle ne peut expliquer la majorité des situations que l'on voit aujourd'hui d'autant qu'à l'intérieur de l'école française la communauté ne peut intervenir directement. Et réduire cette position à une intériorisation par ces jeunes filles de la règle communautaire n'est pas non plus suffisant pour une simple raison : ce n'est pas ce qu'elles disent, ce n'est pas ce qu'elles montrent. D'ailleurs la presse avait relevé la contradiction apparente, par rapport à la lecture qui en faisait des victimes expiatoires, contradiction donc à porter pour certaines d'entre elles un voile islamique et un *string*. Pour ma part je me réjouis qu'elles n'aient pas renoncé au *string*, elles n'ont donc pas renoncé à la sexualité, au charnel, au corps même sous leur voile, si on en doutait... L'alchimie est donc plus complexe.

Parer son corps et ne pas renoncer à séduire

Pourtant, la question n'est pas la menace de l'identité française ni celle de la laïcité à la française, grande bataille de la République, c'est plutôt de savoir pourquoi en France en 2007, des jeunes filles, enfants de migrants, choisissent ce mode de réaction, ce mode d'affirmation que nous, femmes d'ici, pouvons légitimement trouver réactionnaire. Mais pourquoi réagissent-elles en allant chercher un signe que leurs mères n'utilisaient plus et qu'elles même ne connaissaient pas ? Pourquoi vouloir cacher son corps ? Je me souviens de cette jeune fille dans le

3. Chiffres de l'Éducation nationale.

métro qui pour être dans l'air du temps et des médias, au moment du vote de la loi au Parlement, était allée acheter un voile avec une de ses amies qui elle, n'était pas voilée. Toutes deux, jolies « beurettes » à l'accent banlieusard saccadé comme une chanson de rap, devisaient gaiement sur le voile acheté et d'emblée mis sur la tête avec les quelques conseils rapides du vendeur de foulard islamique de la rue Myrrha à Paris. Celle qui portait le foulard ne se sentait pas bien à l'aise, elle se regardait dans la vitre du métro et demandait d'une voix angoissée à sa copine : « Mais tu trouves que cela me va bien ? » « Mais oui », lui répondit l'autre en réajustant le foulard de son amie pour la rassurer et en cachant une mèche de cheveux qui dépassait. On ne voyait plus que ses yeux, maquillés, très maquillés, trop maquillés. Ce foulard mettait en évidence son envie de plaire sans le dire ou en le disant de manière maladroite à la manière d'une banale adolescente, dire une chose et son contraire, expérimenter, modifier son corps, en cacher une partie pour la rendre plus énigmatique au risque de retrouver un système de contrainte, voire d'enfermement.

Brandir son corps comme une arme

Je me souviens d'une autre encore que j'ai vue, alors qu'elle avait été interdite de lycée à quelques semaines du baccalauréat. Jeune fille brillante et un peu mal à l'aise, bousculée par ses désirs et ses mouvements libidinaux et en même temps très ambitieuse. Elle avait un idéal du Moi très fort : elle était « pure et propre », disait-elle, et ne voulait pas subir le sort de sa mère et de son père, constamment humiliés et réduits à « des loques » selon ses mots adolescents qui ne s'embarrassent pas de nuances. Pourquoi me l'avoir adressée après son exclusion et pas avant, pour tenter de comprendre et de médiatiser, pour permettre des négociations ? Les entretiens avec moi ne servaient alors qu'à dire sa douleur et sa colère contre cette institution qui, pour qu'elle réussisse, l'exclut, tragique contradiction. Le proviseur avec son conseil de discipline l'ont donc exclue et ce, avant la loi, s'appuyant sur l'avis circonstancié et précis du conseil d'État. Elle acceptait de l'enlever pour faire du sport et allait suivre ses cours de biologie avec plaisir, d'autant qu'elle se destinait à être médecin. Alors pourquoi a-t-elle été exclue ? Pour l'exemple sans doute, mais aussi pour sa position : elle avait une prestance, une sûreté en elle-même qui faisait illusion, du moins dans un premier temps. Lorsque le conseil de discipline lui demande si elle cherche à convertir d'autres élèves, elle explique pourquoi l'islam est la meilleure religion, non pas pour elle seulement, mais pour tous... La réaction ne se fit pas attendre, sur le même plan et, comme elle, pour une question de principe abstrait, de position : ne pas se laisser humilier, utiliser son corps comme une arme, le brandir avec fierté. Les réactions de l'adolescente et de l'école sont en miroir, des réactions narcissiques. Mais nous avons d'une part une jeune fille qui voudrait être « musulmane » à sa façon, avec fierté et dans la modernité, et d'autre part une institution qui s'appuie sur des principes et des règles qui ne sont pas menacés par « un coup d'esbroufe » d'une d'adolescente qui se cherche.

Au-delà ce ces jeunes adolescentes, on peut se demander si le voile en France chez les femmes musulmanes n'est pas en train de devenir une nouvelle forme d'être au monde de ces femmes musulmanes qui ne ressemblent en rien à leurs grands-mères confinées dans leurs foyers et dont le voile ne menaçait personne, et pour cause, il était invisible dans l'espace public. En somme, sur le modèle de ce qui se passe actuellement en Turquie :

> « [...] le foulard islamique témoigne d'une réappropriation active et personnelle de la part des femmes musulmanes qui franchissent les espaces de vie traditionnels et revendiquent l'accès à l'enseignement, au travail et à la vie publique. Il renvoie à une réinterprétation critique de la religion et à une réadoption d'un mode de vie islamique plus qu'à leur banalisation au sein des habitudes traditionnelles. » (Göle, 1991, p. 168.)

Ces étudiantes voilées, contrairement à leurs mères qui se contentaient de ce qui leur avait été transmis ou souvent l'abandonnaient sans remords dans la migration, aspirent à acquérir un « capital symbolique », au sens de Bourdieu, issu de deux sources différentes, religieuse et laïque ; et cela s'inscrit aussi dans le corps, le lieu de rencontre (Göle, *ibid.*). Une stratégie de lien qui comporte des risques politiques sans doute car les guerriers veillent, mais eux aussi pourraient être dépassés par ces nouvelles figures qui ne sont pas des retours au texte, mais des nouvelles interprétations liées au contexte. Car si la différence des sexes et la différence des espaces sont au cœur de ces mouvements, il apparaît clairement que les nouvelles interprétations faites par les jeunes femmes voilées qui prennent la parole dans l'espace public débouchent « sur une critique des traditions assujettissantes de la religion et des valeurs assimilatrices de la modernité » (Göle, *ibid.,* p. 169). Et souvent, on ne voit qu'une des critiques : le nouveau voile, tel qu'il apparaît ou que certaines d'entres elles le montrent ou me le disent dans l'intimité de mes consultations, menace autant la tradition que la modernité. On est dans un espace d'élaboration et de réflexion passionnant mais instable qui soulève beaucoup d'émotion. Personnellement, j'éprouve souvent beaucoup d'inquiétude devant une jeune adolescente musulmane voilée dans la rue et parfois je suis assaillie de multiples questions et d'une dose certaine de rejet : « N'est-elle pas en train de se mettre des entraves ? N'est elle pas prise dans un mécanisme d'exclusion et d'assujettissement conscient et inconscient ? Sait-elle ce que cela signifie pour elle, pour moi ? » et sans doute pour toutes les femmes car à ce moment-là, elle représente toutes les femmes, et elle le sait. Puis chaque fois qu'il m'a été donné de parler avec elles, de les écouter, dans la rue, dans les journaux, à l'hôpital ou à ma consultation, je comprends que le voile n'est qu'un petit élément que l'on ne peut comprendre qu'en le replaçant dans la subjectivité du sujet, dans la représentation qu'il a de lui-même et de son corps, dans l'idée de l'adolescence et dans le contexte dans lequel il apparaît.

Ici, chez ces adolescentes, le corps, montré ou caché, initie un lien ou tente de le modifier, dans d'autres cas, le corps exprime la complexité de l'humain et ne se laisse pas impressionner par le désir énoncé.

De quel désir s'agit-il ? Le corps des adolescentes porte tous ces conflits, les sublime, les transforme en feu d'artifice, en une ovation des imaginaires selon la belle expression de Chamoiseau et Glissant (2007). Encore faut-il apprendre d'elles, se laisser affecter par ces adolescentes, par ce qu'elles disent et montrent ou ce qu'elles cachent, mais qu'elles laissent si facilement deviner pour qui se met à leur écoute.

Pour notre part, les apprentissages, nous les faisons collectivement à Avicenne, dans la banlieue multiculturelle de Paris, qui ressemble de plus en plus à des quartiers de villes italiennes eux aussi multiculturels, nous les faisons grâce à ce formidable lieu de rencontres qu'est devenue cette consultation transculturelle. C'est une entreprise véritablement cosmopolite. Mes collaborateurs, psychiatres, psychologues, psychanalystes, psychothérapeutes, sont maintenant très nombreux, une trentaine de thérapeutes en permanence, et puis tous ceux qui passent, travaillent un temps, retournent dans leur pays d'origine ou vont travailler ailleurs. Il y a aussi beaucoup de stagiaires ou d'invités qui apportent leur regard neuf sur ce lieu thérapeutique ouvert sur la cité et sur le monde. Tous apportent quelque chose de plus, de différent, au travail entrepris à *Avicenne l'Andalouse,* comme il est maintenant coutume d'appeler ce lieu.

Bibliographie

Baubet, T., Ouss-Ryngaert, L., Moro, M. R. & Golse, B. (2005). *Bébés et traumas*. Grenoble : La Pensée sauvage.

Chamoiseau, P. & Glissant, É. (2007). Les murs. Approche des hasards et de la nécessité de l'idée d'identité. *Institut du Tout-Monde*.

Gibello, B. (1988). Contenants de pensée, contenant culturels. In Yahyaoui A. (Ed.), *Troubles du langage et de la filiation chez le Maghrébin de la seconde génération* (p. 140-152). Grenoble : La Pensée sauvage.

Göle, N. (1991). *Musulmanes et modernes. Voile et civilisation en Turquie*. Paris : La Découverte [trad. fr. 2003].

Jeammet, P. (1980). Réalité externe et réalité interne. Importance et spécificité de leur articulation à leur adolescence. *Rev. Franç. Psychanal, 3-4,* 481-521.

Lachal, C. (2005). *Le partage du traumatisme.* Grenoble : La Pensée sauvage.

L'Autre, Cultures, Cliniques et Sociétés. Grenoble : La Pensée sauvage, 2000-2004.

Moro, M. R. *Enfants d'ici venus d'ailleurs. Naître et grandir en France.* Paris : La Découverte, 2002 [Nouvelle édition : Hachette Littérature, 2004].

Moro, M. R. (2007). *Aimer ses enfants ici et ailleurs. Histoires transculturelles.* Paris : Odile Jacob.

Moro, M. R., Moro, I. *et al.* (2004). *Avicenne l'Andalouse. Devenir psychothérapeute en situation transculturelle.* Grenoble : La Pensée sauvage.

Orsenna, É. (2003). *Madame Bâ.* Paris : Fayard–Stock.

Serre, G. & Moro, M. R. (2002). Petits théâtres du désir. *L'Autre, Cliniques, Cultures et Société, 3 (2),* 197-200.

Résumé. Les marques physiques inscrites sur le corps de façon plus ou moins violente par les adolescents issus de l'immigration renvoient en partie à des événements traumatiques liés à l'histoire de la famille « marquée » par la situation migratoire. Une facette particulière du traitement du corps peut résider dans la décision de certaines jeunes femmes issues de l'immigration à porter le voile sans pour autant être dans le refus de la modernité. Le voile deviendrait une manière d'« être au monde », une fabrication du corps qui n'est pas sans interroger le clinicien.

Mots-clés. Adolescente, corps, voile, immigration.

Abstract. The physical markers made in a more or less violent way on the body by the teenagers coming from the immigration return to a traumatism linked to the history of the family. A particular facet in the way the body is handled could reside in the decision of certain young women from the immigration to wear the veil without being in the refusal of the modernity. The veil would become a way of being and a manufacturing of the body which is not without questioning the clinician.

Key-words. Adolescent, body, veil, immigration.

Varia

L'organisation des mots en mémoire

Steve Bueno[1]

Ferdinand de Saussure (1916) avait montré que les différents aspects physiques d'un mot (le son, la graphie, c'est-à-dire son signifiant) sont inséparables du concept qui leur est relié (le signifié), même si le lien indéfectible qui les unit est tout à fait arbitraire. Ainsi, le mot écrit est un objet physique qui, à la différence d'un dessin ou d'une photographie, n'entretient aucune relation formelle entre sa graphie et l'objet qu'il désigne dans la réalité. Par exemple, le mot *téléphone*, formé des lettres T-É-L-É-P-H-O-N-E, ne ressemble en rien à l'objet que nous connaissons et qui est généralement formé d'un combiné pour entendre et parler à son interlocuteur, ainsi que d'une base pour transformer les signaux acoustiques entrants et sortants. Ainsi, la relation entre un mot et le sens qu'on lui donne est totalement opaque et arbitraire. Pourtant, nous pouvons chaque jour constater le pouvoir d'évocation des mots : il nous est impossible d'appréhender les lettres C-H-I-E-N sans immédiatement et de façon irrépressible nous figurer l'animal. C'est pourquoi personne n'oserait donner tort à Saussure lorsqu'il énonce que le signifiant est inséparable du signifié.

Avant d'arriver à faire correspondre à une signification un mot perçu par le système visuel, plusieurs étapes sont nécessaires. Nous distinguons classiquement une étape prélexicale (qui comme son nom l'indique intervient avant que nous ayons eu accès au mot) dans laquelle un traitement à partir du signal visuel ou auditif est effectué afin d'activer une entrée lexicale. Dans l'étape lexicale à proprement parler, l'entrée lexicale activée va être comparée à des formes préexistantes en mémoire

---

1. Maître de conférences en psychologie cognitive à l'université Paris 13, membre de l'EA 3413, Unité transversale de recherche en psychogenèse et psychopathologie (UTRPP).

afin de s'apparier avec le mot lui correspondant. Le mot écrit va notamment faire l'objet d'un traitement visuel qui va conduire successivement à accéder à ses propriétés orthographiques, morphologiques et sémantiques. Bien entendu, si le mot n'est pas présent en mémoire (comme cela est naturellement plus souvent le cas chez l'enfant que chez l'adulte), il y aura un échec de cette reconnaissance. Enfin, dans une étape postlexicale, le mot va être intégré au contexte l'accompagnant.

Alors que les représentations lexicales seraient contenues dans un « lexique mental » (Treisman, 1960), les relations qu'entretiennent ces représentations lexicales entre elles seraient organisées dans ce qui est nommé la « mémoire sémantique ». Notons cependant, comme le souligne Rossi (2005), que la mémoire sémantique ne se réfère pas uniquement au sens – ce qui pourrait faire penser qu'elle ne peut être étudiée que dans un cadre lexicographique. La mémoire sémantique concerne toutes les connaissances que l'on a du monde et pas seulement les connaissances langagières. Aussi le nouveau-né possède-t-il une mémoire sémantique qui ne se réalise pas au travers des mots mais au travers d'actions et d'interactions avec son monde environnant. Pour autant, nous nous attacherons ici à décrire uniquement l'organisation de cette mémoire sémantique sous l'angle lexical.

L'organisation des mots en mémoire a fait l'objet de nombreux débats et donc de nombreuses études depuis près de quarante ans. Si aucun consensus clair n'est encore ressorti de ces débats, cela n'est pas tant dû à l'origine des mécanismes sous-tendant l'organisation qu'à l'hétérogénéité des techniques utilisées pour la mettre à jour.

En revanche, la communauté scientifique s'accorde à dire que certains mécanismes cognitifs sont extrêmement rapides, échappant à tout traitement conscient et délibéré. C'est le cas lorsque nous mobilisons notre système cognitif dans la lecture : l'accès au sens d'un mot lu ou entendu se fait alors de manière rapide, automatique, non consciente et irrépressible (cette dernière caractéristique a été démontrée à l'aide de la fameuse tâche développée par Stroop [1935]). La rapidité du système cognitif humain peut également être observée lorsqu'il s'agit de donner la solution à un problème arithmétique simple (Zbrodoff et Logan, 1986), ou bien encore lorsqu'il s'agit de reconnaître un visage familier (Bruyer, 1987). Ainsi, comme dans un grand nombre de mécanismes mentaux étudiés par la psychologie, le moment de l'activation et la durée du mécanisme d'accès au lexique et à la signification des mots sont importants à connaître.

Pour cela, Meyer et Schvaneveldt (1971) ; Meyer, Schvaneveldt et Ruddy (1972) ont mis au point la tâche de décision lexicale avec amorçage afin de connaître précisément les délais d'activation des mots, ainsi que les liens lexicaux les unissant. La tâche (qui est, notons-le, la tâche la plus utilisée dans ce domaine de recherche, cf. Balota & Paul, 1996) consiste à décider si un mot-cible présenté sur un écran est un mot connu du vocabulaire du sujet ou pas. Juste avant l'apparition de ce mot-cible est présenté brièvement un mot-amorce (selon un délai décidé au préalable par l'expérimentateur). Ce mot-amorce peut ou non entretenir un lien lexical avec le mot-cible (nous verrons plus loin que divers liens lexicaux peuvent être manipulés et donc étudiés à l'aide de cette technique). Afin de se rendre compte de l'influence que peut avoir la présentation préalable d'un mot-amorce sur la reconnaissance de la cible, deux conditions sont créées et comparées : l'une pour laquelle le mot-cible est relié au mot-amorce (par exemple : PAIN – BEURRE), l'autre pour laquelle le mot cible n'est pas relié au mot-amorce (CHAT – BEURRE). Les temps mis pour répondre sur le mot-cible sont alors comparés. Un temps plus court dans la première condition que dans la seconde indique qu'il y a eu un « effet d'amorçage » prouvant ainsi qu'en mémoire ces deux mots associés sont proches[2]. En faisant varier la nature des liens lexicaux des paires de mots, nous pouvons tester quels types de

---

2. Nous parlons ainsi d'effet d'amorçage chaque fois que la présentation préalable d'un mot-amorce relié à un mot-cible rend plus rapide la reconnaissance, la prononciation, ou la catégorisation de ce mot-cible par rapport à la présentation préalable d'un mot amorce non relié à cette même cible.

liens sont les plus susceptibles de fournir un effet d'amorçage et donc nous rendre compte de l'organisation des mots en mémoire. La variation du délai de présentation des mots-amorces nous informe, quant à elle, de l'instant où l'activation d'un mot débute, et éventuellement de sa durée.

Ainsi de nombreux liens lexicaux ont été testés : les mots associés[3], les antonymes (Hodgson, 1991), les synonymes (Bueno et Frenck-Mestre, 2002), les mots sémantiquement reliés mais non associés (McRae et Boisvert, 1998), les mots associés mais non sémantiquement reliés (Shelton et Martin, 1992), etc.

La présentation des mots-amorces à des délais subliminaux (c'est-à-dire en dehors de la conscience des sujets) ou au contraire supraliminaires a permis, quant à elle, de distinguer les processus automatiques des processus contrôlés et de démontrer que certains liens lexicaux étaient plus rapides à activer que d'autres.

Les modèles explicatifs

Les modèles pouvant décrire l'organisation des mots en mémoire et expliquer le phénomène d'amorçage sont nés de modèles informatiques à la fin des années 1960. Ainsi, paradoxalement le premier modèle psychologique visant à décrire la structure de la mémoire sémantique n'était pas un modèle psychologique. C'est une évolution paradigmatique qui l'a rendu psychologique. En effet, Quillian (1967 ; 1969) avait tout d'abord proposé un modèle décrivant l'organisation et le traitement de la mémoire sémantique qui ne devait connaître qu'une implémentation informatique. Il voulait démontrer que les concepts présents dans la mémoire des sujets humains représentaient une somme infinie d'informations. Pour étudier cela il avait demandé à des sujets de générer autant de caractéristiques possibles à la description de concepts proposés. À l'aide des informations recueillies par ce biais, Quillian dégagea une

3. On considère que deux mots sont associés lorsque l'un a été fréquemment donné en réponse à l'autre dans des tests d'associations libres.

structure hiérarchique des concepts. Cette structure fut reprise par Collins et Quillian (1969) afin d'en élaborer le premier modèle psychologique de la mémoire sémantique (cf. figure 1 ci-dessous).

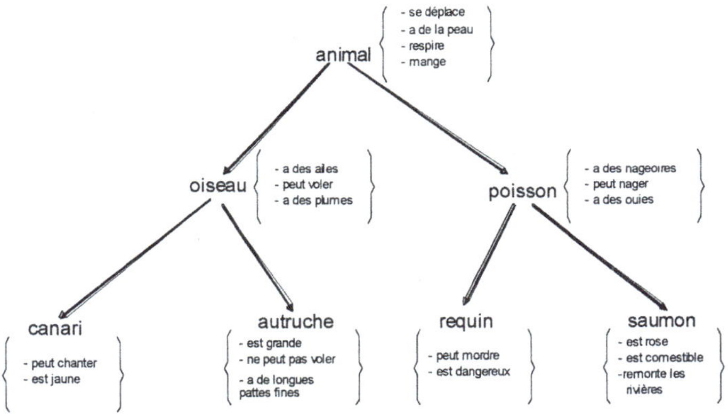

Figure 1. Modèle hiérarchique de la mémoire sémantique (Collins & Quillian, 1969)

Selon ce modèle, chaque concept est représenté par un nœud qui a une relation de super-ordonné avec un autre nœud (ex. le mot « oiseau » dans la catégorie « animaux »). Ainsi, selon leur schématisation de la mémoire sémantique, il faudra franchir une étape supplémentaire pour dire qu'un canari est un animal, par exemple, que pour le désigner comme étant un oiseau. Si ce modèle admet des inégalités dans le temps de décision lorsque les caractéristiques ne sont pas au même niveau hiérarchique, alors doivent exister des égalités lorsque l'on considère des caractéristiques à un même niveau hiérarchique. Par exemple, le temps nécessaire pour décider qu'un oiseau peut voler devrait être égal au temps nécessaire permettant de décider qu'un poisson peut nager. La hiérarchisation des informations sémantiques associées aux concepts a été largement critiquée dans ce modèle. Selon la schématisation de Collins et Quillian, nous remarquons que les caractéristiques qui sont communes à plusieurs concepts ne se retrouvent qu'à un seul niveau hiérarchique. C'est le cas, par exemple, de la caractéristique <a de la peau>, que l'on ne retrouve qu'au sommet de la hiérarchie. C'est ce que les auteurs ont défini comme étant la notion d'*économie cognitive*. La caractéristique <a de la peau> étant commune à tous les animaux, elle n'est représentée que là où elle est pertinente (c'est-à-dire dans la super-catégorie « animaux »). Cette notion d'économie cognitive a cependant été critiquée, notamment par Conrad (1972). Dans une première expérience de vérification de phrases (où il s'agissait de décider si une phrase était vraie ou non), Conrad a montré que le traitement d'une phrase telle que « un oiseau peut bouger » était plus rapide (car peut-être plus caractéristique) que le traitement de la phrase « un animal peut bouger », alors que le modèle de Collins et Quillian prédirait l'inverse.

Rosch (1975) a également montré des résultats allant à l'encontre du modèle de Collins et Quillian. Dans son expérience, des paires de mots étaient présentées (ex. *chaise-table* ou *chaise-pomme*) et étaient amorcées soit par le nom de la catégorie sémantique soit par le mot « *blank* ». La tâche des sujets était de dire si les deux mots de la paire appartenaient à la même catégorie sémantique ou pas. À partir d'un prétest, trois niveaux de proximité des items ont été définis (Grande proximité = *tennis-football* ; Moyenne proximité = *tir à l'arc-pêche* ; Faible proximité = *échecs-équitation*). Les résultats indiquent que bien que les paires de mots soient amorcées par le nom de la catégorie à laquelle elles appartiennent et qu'elles soient incluses au même niveau de la hiérarchie du modèle de Collins et Quillian, les temps de réponse varient en fonction de la proximité des mots. Ainsi, les items de faible proximité (comme c'est le cas pour la paire *échecs-équitation*) provoquent des temps de réponse plus longs.

Aussi la notion de hiérarchie, en tant que structure de la mémoire sémantique, n'a-t-elle pas été étayée par les données expérimentales. Cette remise en question a conduit Collins et Loftus (1975) à introduire un nouveau modèle qui n'incorpore plus la notion de hiérarchie.

S'étant séparée de la notion de hiérarchie, la schématisation du modèle en est alors fondamentalement changée. (cf. figure 2 ci-dessous).

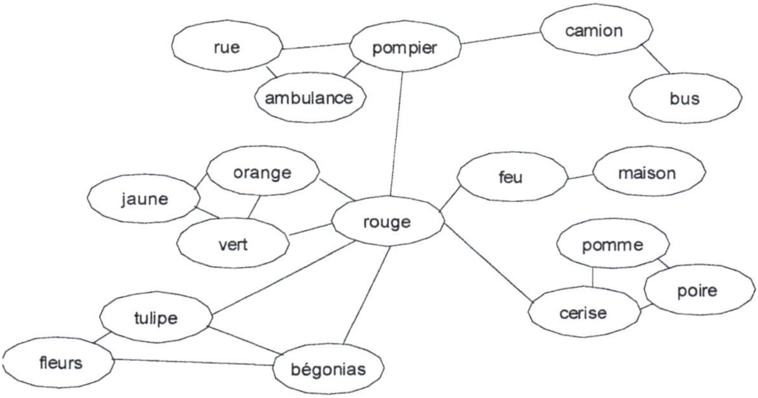

Figure 2. Modèle de la mémoire sémantique (Collins & Loftus, 1975)

Dans ce nouveau modèle, les mots sont organisés par un réseau de nœuds représentant chacun un concept. Dans cette schématisation, la proximité sémantique des concepts est quantifiée par la distance entre les différents nœuds (plus deux concepts sont sémantiquement proches, plus le lien les unissant est court, et inversement). Ainsi, le délai pour passer d'un nœud à l'autre est fonction de la longueur des chemins les reliant. Les mots proches en mémoire seront ceux qui auront les chemins les plus courts. Le nœud PAIN et le nœud BEURRE seraient dans ce modèle plus proches que les nœuds CHAT et BEURRE. Cela expliquerait donc le temps plus rapide pour dire que BEURRE est un mot dans la première condition que dans la seconde. Le modèle est dit de « diffusion de l'activation ». En effet, lorsqu'un mot est lu il va diffuser de l'activation vers les nœuds les plus proches. L'activation va graduellement diminuer en fonction de l'éloignement des mots, expliquant ainsi la force de l'effet d'amorçage.

Bien que toujours étayé par des résultats expérimentaux récents ce type de modèle marque aujourd'hui le pas et a laissé la place à des modèles issus de l'Intelligence Artificielle. En effet, les modèles connexionnistes se sont attelés depuis les années 1990 à expliquer le phénomène d'amorçage et donc l'organisation des mots en mémoire (cf. notamment Masson, 1995 ; Plaut, 1995 ; Cree, McRae et McNorgan, 1999). L'intérêt de ces modèles est non seulement d'établir la distance sémantique entre les mots mais également de simuler des phénomènes psychologiques tels que l'amorçage. De plus, ces modèles intègrent une composante beaucoup plus sémantique qui faisait certainement défaut aux modèles princeps. Ici, chaque mot n'est plus représenté par des nœuds mais par un pattern d'activation constitué d'unités de traitement renvoyant à des traits sémantiques. Ainsi, nous pouvons supposer que plus deux concepts ont un partage de traits sémantiques important, plus leurs patterns sont similaires, et plus leur passage de l'un à l'autre sera rapide. Ce n'est donc plus la distance des concepts qui explique ici l'amorçage mais bien le partage de caractéristiques sémantiques. Par exemple, on peut expliquer l'effet d'amorçage de paires sémantiquement reliées mais non associées telles que DAUPHIN – BALEINE par le fait qu'elles ont un partage de traits sémantiques relativement important (<est un mammifère> ; <vit dans la mer> ; <a une nageoire caudale> ; <se nourrit de micro-organismes> etc.). Dans cette conceptualisation, l'effet d'amorçage sémantique est donc engendré par la facilité de passage d'un pattern à l'autre suivant le degré de similarité des patterns des mots. Un mot-amorce qui n'est pas relié à un mot-cible possède un pattern très dissemblable de celui de ce mot-cible : le passage est donc beaucoup moins rapide. Pour les paires de mots associés, le passage de l'un à l'autre est également moins rapide, sauf lorsque ces mots possèdent également une relation sémantique. Ces modèles connexionnistes ont ainsi permis d'expliquer les résultats divergeant entre le lien lexical d'association et celui de relation sémantique en dehors d'une association.

Notons enfin qu'un modèle alternatif visant à expliquer l'effet d'amorçage avait été proposé dans les années 1980 sans que celui-ci ne résiste aux critiques qu'il avait suscitées. Selon ce modèle dit de l'Indice Composé (Ratcliff et McKoon, 1988), l'effet d'amorçage s'expliquerait par le fait que les paires présentées dans les tâches d'amorçage (traitées en mémoire à court terme) préexisteraient dans la mémoire à long terme. Les paires rencontrées dans une expérience d'amorçage seraient donc comparées à des paires déjà présentes en mémoire. Ces dernières se seraient formées et leur force d'association se serait accrue grâce à l'utilisation quotidienne que l'on fait de la langue. Ainsi, le mot-cible CHAT serait reconnu plus rapidement dans la paire CHIEN-CHAT que dans la paire STYLO-CHAT car la 1re paire préexisterait en mémoire contrairement à la seconde. Cependant, cette hypothèse ne saurait expliquer les effets d'amorçage que l'on peut rencontrer pour des paires de mots dont il n'est guère possible qu'elles puissent préexister en mémoire comme les paires de mots médiatisés[4]. Ce n'est donc plus une diffusion de l'activation engendrée par le mot-amorce qui explique l'effet d'amorçage mais plutôt la comparaison de nœuds constitués non plus de mots isolés mais de paires de mots. Enfin, la comparaison des paires en mémoire à court terme avec les paires en mémoire à long terme prenant du temps (environ 50 ms), le modèle ne peut pas davantage expliquer les effets d'amorçage obtenus pour des délais inférieurs à la mise en place de cette comparaison.

Conclusion

L'étude de la représentation et de l'organisation des mots en mémoire demeure aujourd'hui encore un sujet largement débattu. Les techniques comportementales chronométriques, comme la tâche d'amorçage que nous avons présentée, demeurent les techniques les plus largement utilisées afin de répondre aux interrogations liées à l'organisation des mots en mémoire. Notons cependant que ces techniques côtoient de plus en plus les techniques électrophysiologiques sensées appréhender avec une

4. Une paire de mots médiatisés est une paire dont les mots n'ont pas de relation associative directe mais qui sont médiatisés par un mot les reliant (ex. TAUREAU-LAIT médiatisé par le mot VACHE. Le mot VACHE n'était jamais présenté au sujet).

plus grande finesse des effets non observables par les techniques comportementales chronométriques. Alors que l'effet d'amorçage demeure un phénomène robuste, et de nombreuses fois répliqué, aucun modèle satisfaisant pouvant faire la synthèse des différents résultats obtenus n'a encore vu le jour.

Résumé. L'article se propose de montrer comment la tâche d'amorçage permet de renseigner sur l'organisation des mots au sein de la mémoire, et les délais nécessaires à l'activation de ces mots en mémoire. La pertinence de cette tâche est mise en parallèle avec les modèles de l'organisation du lexique.
Cette organisation a fait l'objet de nombreuses recherches depuis près de quarante ans. Alors que les premières recherches comportementales ont suggéré une organisation sous forme d'un réseau d'activation, aujourd'hui les modèles connexionnistes décrivent cette organisation sous la forme de patterns d'activation engendrés par des traits sémantiques caractérisant les mots.
Pourtant, aucun modèle à ce jour ne permet d'expliquer de manière globale les divers résultats obtenus à l'aide des tâches d'amorçage.

Mots-clés. Mémoire sémantique, lexique mental, amorçage, lien lexical.

Abstract. The aim of this paper is to show to which extent the priming task can inform about the organization of words in memory, and about the delays required to activate these words into the memory. The relevance of this task is put on parallel with the models of lexical organization.
This organization has been subject to many researches since forty years. Though the first behavioural research has suggested an activation network, nowadays connectionist models describe this organization as a pattern of activation made of semantic features that characterize words.
However, no model can still explain in a global way the different results obtained in priming tasks.

Key-words. Semantic memory, mental lexicon, priming, lexical relationship.

Bibliographie

Balota, D. A. & Paul, S. T. (1996). Summation of activation : Evidence from multiple primes that converge and diverge within semantic memory. *Journal of Experimental Psychology : Learning, Memory, and Cognition, 22*, 827-845.

Bruyer, R. (1987). *Les mécanismes de la reconnaissance des visages*. Grenoble : Presses Universitaires de Grenoble.

Bueno, S. & Frenck-Mestre, C. (2002). Rapid activation of the lexicon : a further investigation with behavioral and computational results. *Brain and Language, 81*, 120-130.

Collins, A. M. & Loftus, E. F. (1975). A Spreading Activation theory of semantic processing. *Psychological Review, 82*, 407-428.

Conrad, C. (1972). Cognitive economy in semantic memory. *Journal of Experimental Psychology, 2*, 149-154.

Cree, G. S., McRae, K. & McNorgan, C. (1999). An attractor model of lexical conceptual processing : simulating semantic priming. *Cognitive Science, 23*, 371-414.

Hodgson, J. M. (1991). Informational constraints on pre-lexical priming. *Language and Cognitive Processes, 6*, 169-205.

McRae, K. & Boisvert, S. (1998). Automatic semantic similarity priming. *Journal of Experimental Psychology : Learning, Memory, and Cognition, 24*, 558-572.

Masson, M. E. J. (1995). A distributed model of semantic priming. *Journal of Experimental Psychology : Learning, Memory and Cognition, 21*, 3-23.

Meyer, D. E. & Schvaneveldt, R. W. (1971). Facilitation recognizing pairs of words : evidence of a dependence between retrieval operations. *Journal of Experimental Psychology, 90*, 227-234.

Meyer, D. E., Schvaneveldt, R. W., & Ruddy, M. G. (1972). Activation of lexical memory. *Paper presented at the meeting of the Psychonomic Soociety,* St. Louis, nov. 72.

Plaut, D. C. (1995). Semantic and associative priming in a distributed attractor network. In J. D. Moore & J. F. Lehman (Eds.), *Proceedings of the Seventeenth Annual Conference of the Cognitive Science Society* (p. 37-42). Hillsdale, NJ : Lawrence Erlbaum Associates.

Quillian, M. R. (1967). Word concepts : a theory and simulation of some basic semantic capabilities. *Behavioral Science, 12*, 410-430.

Quillian, M. R. (1969). The Teachable Language Comprehender : a simulation of program and theory of language. *Communication of the ACM, 12*, 459-476.

Ratcliff, R., & McKoon, G. (1988). A retrieval theory of priming in memory. *Psychological Review, 95*, 385-408.

Rosch, E. (1975). Cognitive representation of semantic categories. *Journal of experimental psychology : General, 104*, 192-233.

Rossi, J.-P. (2005). *Psychologie de la mémoire. De la mémoire épisodique à la mémoire sémantique.* Bruxelles : De Boeck.

Saussure, F. de (1916). *Cours de linguistique générale.* Paris : Payot.

Shelton, J. R., & Martin, R. C. (1992). How semantic is automatic semantic priming ? *Journal of Experimental Psychology : Learning, Memory, and Cognition, 18*, 1191-1210.

Stroop, J. R. (1935). Studies of interference in serial verbal reactions. *Journal of Experimental Psychology, 18*, 643-662.

Treisman, A. M. (1960). Contextual cues in selective listening. *Quaterly Journal of Experimental Psychology, 12*, 242-248.

Zbrodoff, N. J. & Logan, D. (1986). On the autonomy of mental processes : a case study of arithmetic. *Journal of Experimental Psychology : General, 115*, 118-130.

Amis, Frères, semblables, doubles à l'adolescence : de l'identification empêchée de certains fils

Laurence Croix[1]

Nous essaierons d'interroger ici une forme de fraternité « sociale » bien connue, celle des adolescents. La place de l'amitié se justifie pleinement à cette époque de la vie du fait des changements d'objet amoureux. Elle n'est pas nouvelle, déjà Corneille nous offrait un témoignage de cette fraternité-homosexualité entre adolescents dans sa pièce *La Place Royale* (1634) [où Alidor fait don de sa fiancée Angélique à son ami Cléandre]. La place accordée à cette fraternité entre très jeunes délinquants n'en est pas moins excessive. C'est ce que nous avons pu constater dans notre clinique comme dans le cadre d'une recherche-action pour la Protection judiciaire de la jeunesse dans les centres d'éducation renforcée sur les mineurs multirécidivistes (Croix & Vulbeau, 2004). Prenons d'emblée l'exemple extrême d'un participant à une tournante (viol collectif) qui à la question du juge d'instruction : « Pourquoi avez-vous violé cette jeune fille ? », répond en toute sincérité : « Pour faire comme les autres. » Cette fraternité a clairement pris le pas sur la Loi, sur une filiation verticale, elle obstrue toute subjectivité et par conséquent tout sentiment de culpabilité.

L'affirmation par un acte spectaculaire ou ritualisé du sentiment de fraternité ne concerne pas que les adolescents ; elle est clairement exprimée, parfois revendiquée, dans certaines confréries religieuses ou politiques. La franc-maçonnerie notamment offre un modèle où le lien fraternel est maintenu durant toute la vie, même si le maçon quitte la confrérie. L'islam

1. Laurence Croix, maître de conférences à Paris-X Nanterre, psychanalyste, Paris. Courriel : lcroix@noos.fr

aussi contient clairement, il est vrai, cette idée de fraternisation entre musulmans dans ses préceptes doctrinaux.

J'essaierai ici de rappeler qu'en deçà de la religion, qui peut se muer en idéologie, cette fraternité sociale répond d'abord d'une fraternité structurale...

C'est pourquoi, selon cette hypothèse, ces communautarismes divers peuvent autant séduire à notre époque, mais c'est aussi ce qui nous amènera à nous interroger sur ce qui permet, dans ce contexte socioculturel, de maintenir l'interdit de meurtre.

Pourtant toutes ces communautés fraternelles ne se jouent pas de la Loi comme celles exclusivement constituées d'adolescents. Il s'agira donc de dégager quelques spécificités de ces fraternités « sociales » à l'adolescence et de comprendre les fondements de leur constitution.

Il semble que cette fraternité renforcée soit plus revendiquée encore dans certains quartiers, certaines cités, aux marges de nos villes, lieux toujours à l'avant-garde des phénomènes culturels.

Et c'est sans doute parce que justement certains phénomènes sociaux se fondent sur cette fraternité que le discours nécessaire à l'organisation d'une activité commune ou pour défendre des idéaux fait défaut chez ces jeunes gens. Ainsi les travailleurs sociaux n'ont pas pu constater ou observer une organisation spécifique au cours des émeutes de l'hiver 2005, contrairement à ce que soutenait à l'époque le Premier ministre, pour justifier de l'état d'urgence. Les sociologues, éducateurs, psychologues, policiers, etc., qui ont travaillé auprès de ces jeunes, sont unanimes sur cette absence de discours (ce qui n'exclut pas des revendications diverses)[2].

---

2. Certains commentateurs s'arrêtent à l'idée que l'influence de la culture musulmane y est plus ancrée et justifierait ce type de rapports sociaux. On peut s'en inquiéter quand on lit en effet, sur les blogs des casseurs, la même signature que celle des terroristes : « Allah Akbar ». Mais justement cet article vise, comme nous l'avons écrit plus haut, à dégager les tenants psychiques de ces phénomènes des caricatures socioculturelles et raciales.

L'effacement de la singularité dans une fraternité se fonde sur un refus de l'altérité. Refus qui peut être poussé jusqu'au déni. Chez des jeunes gens particulièrement violents, le refus de l'altérité vise directement la différence des sexes. La ségrégation de sexe clairement exprimée engendre, entre autres, la fréquence croissante des tournantes comme mode même de la découverte de la sexualité chez les plus jeunes pubères. Des mouvements de femmes, comme Ni putes ni soumises, se plaignent des persécutions constantes qu'infligent les garçons aux jeunes filles des quartiers. On peut s'étonner de ce retour de telles revendications de la masculinité – et de ses parades – dans une société où la différence des sexes fait de plus en plus défaut…

Cette revendication masculine, souvent exprimée par la violence, est observée même chez les délinquants les plus jeunes. J'avais pu noter que les actes les plus marquants d'enfants particulièrement violents avaient pour victimes des femmes (Croix, 2002). En soutenant une position sadique, ces enfants refusent toute castration, à l'image de ce qui est promu dans le social et confirment la proposition freudienne : c'est la vie psychique de l'enfant qui nous enseigne le plus clairement sur le refus de la féminité.

La violence fonctionne au niveau individuel comme au niveau social, dans une recherche de pouvoir, de force. Un lien précisément signifié par le terme allemand *Gewalt* (violence) et le fameux « rôle de la violence » établi d'abord par Engels, mais aussi Marx, Aaron, Benjamin, Bataille, etc.

Une autre particularité que nous pouvons noter ici, c'est que ces enfants dits « hors-la-loi » que nous avons pu rencontrer ont en place de père (place censée être occupée par un homme) des frères plus âgés, et eux-mêmes plus ou moins voyous. Mais si la constitution de véritables gangs, tels que ceux qui sévissent aux USA ou au Brésil (les bandes d'enfants des rues), n'a pas été observée en France (nos cités de banlieue sont encore incomparables aux ghettos américains et aux favelas brésiliennes), en revanche le dispositif de la fratrie permet de constituer des hordes, le plus souvent dans le cadre de familles archi-recomposées. Rites et rituels y sont d'ailleurs fortement revendiqués.

L'identique – Idem

Alors, il nous faut revenir sur l'*identification* comme concept, qui souligne l'insignifiance du Moi vis-à-vis du Ça et la fameuse formule d'Arthur Rimbaud, « Je est un autre[3] ».

C'est toute la question de l'identique dans le processus identificatoire, particulièrement mise en relief par Jacques Lacan : l'identique, le même, du « m'aime au même », il y a de « l'id-aime », au fondement de toutes les théories identitaires (Lacan, 1962, 1969).

La théorie psychanalytique postule que c'est dans ce parcours du « moi-m'aime » que s'engouffrent le moi, le toi, le lui, le elle, le nous, le vous et les ils ou elles du collectif.

Dans cette relation au même, la moindre petite différence est perçue comme une persécution, ou plus exactement une intrusion, dans une pseudo-intégrité de l'unité imaginaire du sujet. Car, en percevant la différence avec l'autre, c'est le sujet lui-même qui se perçoit différemment, c'est-à-dire qu'il n'est pas un être « total ».

L'intrusion, définie comme un complexe par Lacan, « représente l'expérience que réalise le sujet primitif, le plus souvent quand il voit un ou plusieurs de ses semblables participer avec lui à la relation domestique, autrement dit, lorsqu'il se connaît des frères » (Lacan, 1938).

Au moment même où j'écris ces lignes, le journal *Le Monde* (08/01/07) relate le fait divers suivant : un détenu a tué son camarade de cellule et a dévoré le poumon de sa victime après l'avoir fait cuire. Les trois codétenus avaient demandé à être dans une même cellule arguant de leur amitié (le troisième a regardé les faits de son lit). Que s'est-il passé ? La victime avait

---

3. « C'est faux de dire : Je pense. On devrait dire : On me pense. – Pardon du jeu de mots. – Je est un autre. » (Rimbaud, 1871, *Lettre du voyant*).

simplement eu des manquements dans les tâches domestiques de leur « cellule » ! Le cannibale avoue s'être « emporté »...

L'identification suppose donc l'intrusion.

C'est à un moment très précis du développement que l'enfant va passer du mimétisme, repérable dès son premier sourire (à 2-3 mois), à une jalousie structurale, distincte de la jalousie œdipienne, qui lui succédera. Lors de cette jalousie primitive, le jeune enfant éprouvera l'autre comme un intrus, pour autant qu'il lui donnera un semblant d'existence, autrement dit qu'il l'identifiera comme un autre.

Dès qu'il accède à une marche stabilisée (qui lui permet paradoxalement l'indépendance), en général entre deux et trois ans, l'enfant commence à entrer en communication avec ses semblables. Comment s'exprime son intérêt pour les autres ? Le petit homme imite parfaitement et dans les moindres détails un autre enfant de son âge (la différence d'âge entre les deux enfants ne doit pas excéder deux mois). Il devient ainsi son double. Mais aucun des deux enfants ne mène le jeu. Alternativement l'un copiera l'autre, et vice versa. Ce jeu pourra se prolonger aussi longtemps qu'aucun élément extérieur ne viendra l'interrompre.

Les auteurs qui font référence à cette étape structurale l'ont nommée « identification mentale », « identification affective », ou encore « identification primaire », toujours observée comme une « identification alternée ». Nous pouvons désigner cette identification comme un stade à part entière puisque c'est le *Bereshit*[4] de la sociabilité.

C'est la première identification du sujet, elle succède à l'identification de l'enfant au phallus par la mère.

Deux types d'identification donc, celle de l'amour et celle constituée à partir de l'image du rival. Cette bipolarité « primitive » est l'archétype de tous les sentiments sociaux, puisque

---

4. *Bereshit* en hébreu désigne à la fois le début (rien avant) et le commencement (dans le sens d'un processus en mouvement).

c'est à partir de celle-ci que l'objet et le Moi se réalisent. C'est en ce sens que la ségrégation est la première figure de la fraternité.

Les autres types de communication les plus fréquents à cet âge sont, comme le relevait J. Lacan, la parade, la séduction et le despotisme. La figure du double ici en « je(u) » semble particulièrement pertinente pour démontrer l'intrusion que constitue dès l'origine l'alter ego, le semblable, le frère. Une incapacité originaire d'admettre un autre qui serait différent.

Le stade du miroir serait le moment génétique de cette identification dite « affective », la condition nécessaire pour l'établissement du double. Mais il y a une différence fondamentale entre la naissance du je par l'unification du corps dans le miroir et celle de l'autre dans l'identification primaire : le premier petit autre rencontré, celui du miroir, n'est pas perçu comme un intrus, il ne provoquera aucune persécution. L'autre dans le miroir n'est pas un double mais un drôle d'autre : la jubilation de l'enfant devant le miroir ne cesse de mettre en scène cet autre, sorte de clown, ou clone, par ses multiples grimaces ou marques de tendresse et d'agressivité envers son image. Cet autre permet d'unifier son image au niveau du stade du miroir. Ici, l'autre n'est pas lui (Lacan l'a nommé *a'*), et restaure une unité originaire perdue.

Lorsque l'autre devient un double (un frère), au prix de l'effort psychique et moteur réclamé dans l'identification primaire, le sujet entre dans la pseudo-alternative du « c'est lui ou moi ». Ici, l'autre n'est pas seulement une image, mais un corps réel, au physique semblable (même âge, la différence des sexes n'a pas à ce stade la dimension tranchante que nous lui reconnaissons dans la suite du développement). Or, le fait qu'il soit un rival est d'ordre imaginaire.

En revanche, la spécificité de cette relation primitive dans l'identification (mentale) par rapport aux autres relations sociales qui suivront réside, soulignait Lacan en 1938, dans la primauté de l'identification sur l'agressivité. Pourtant, si l'agressivité prime ultérieurement, le déni des différences que comporte toute relation à l'autre est rarement aussi marqué qu'à ce très jeune âge de la vie.

La clinique d'adolescents dits « multirécidivistes » nous renvoie sans cesse à cette intrusion. Prenons l'exemple de Kamel, quinze ans, qui ne supportant pas qu'usagers et soignants d'un CER ne respectent pas le ramadan, passe à l'acte en se saisissant d'un couteau et menace fermement de tuer tout le monde. Kamel n'est pas un fanatique de l'islam, ni même un pratiquant. Seule l'intervention musclée des éducateurs aidés par des adolescents a permis d'éviter un carnage. Ce dernier passage à l'acte avant sa mise en cellule d'isolement en psychiatrie pendant plusieurs mois, succédait à une tentative de parricide, la veille, pour « dé-fendre »... sa sœur.

Sans ajouter plus d'anecdotes, toujours spectaculaires, relevons néanmoins ces connexions entre la paranoïa et la fraternité, qui se manifestent par le même imaginaire et ses thèmes délirants : d'abord bien sûr la filiation, puis l'usurpation, la spoliation, etc. Connexions qui nous renvoient systématiquement à la famille réduite à la mère et à la fratrie. Ce qu'avait très bien relevé Lacan dans le cas des sœurs Papin ou celui du rapport d'Aimée à sa sœur. Car, c'est en renonçant à la mère, jouisseuse et elle aussi ségrégative, que l'enfant devient fils et que le sujet survit parmi ses semblables.

Fraternité sanguine ou fils unique : une même mère

Le texte biblique nous rapporte au moins deux histoires de frères meurtriers. La première est celle de Caïn et Abel, la seconde celle de I'acob (Jacob) qui a su éviter le meurtre du frère. Deux figures identifiées par le texte biblique au désir de la mère.

Caïn est un enfant qui grandira replié sur lui-même, ignorant son frère, il ne peut reconnaître aucune altérité. Il est intolérant à la frustration, et fixé dans l'imaginaire (on ne connaissait pas encore la télévision, game boy, jeux vidéo...). S'il devient un tueur, nous pouvons supposer que c'est à cause de cette identification par le désir de la mère, ce qui n'est pas le cas de sa victime Abel, celui-ci ayant la conviction « d'avoir été aimé », nous dit le texte. Caïn, le meurtrier, est l'objet de jouissance de sa mère. Il est resté, au cours de son développement, le phallus maternel.

Plus tard dans la Genèse nous est contée l'histoire des frères I'acob (Jacob) et Essav (Isaü). Ils sont, comme les premiers, présentés comme des jumeaux, des frères homozygotes, des doubles mais physiquement différents (c'est sans doute la différence aussi entre le récit biblique, symbolique, et les projets génétiques de produire des doubles). I'acob, lui aussi, est le fils préféré de sa mère, Rébecca, et pourtant dans un ultime moment il échappe à son destin, celui de tuer son frère. Reprenons : I'acob est un garçon qui n'est pas méchant, qui aurait pu réussir mais qui ne cesse de se faire duper. Au chapitre XXXII de la Genèse, il doit s'expliquer avec son frère. On a affaire étrangement à la même scène biblique que la rencontre de Caïn et Abel (le texte ajoute qu'Essav vient avec 400 hommes). Au début du chapitre concernant cette rencontre qui doit déboucher sur un meurtre, I'acob est « visité » par les émissaires d'Élohim, un encouragement avant l'épreuve redoutée par les retrouvailles avec Essav (visité par l'Autre, témoignage classique dans la psychose de cette visite avant le passage à l'acte). Mais il n'est pas question d'un simple délire, si l'on s'en réfère à la version de Chouraqui (1992, p. 341) : c'est une stratégie militaire qui se prépare et qui vise l'élimination de l'autre. Un meurtre se prépare… (Chouraqui, 1992)

Rappelons que I'acob descend d'Abraham, il est le fils d'Isaac et pourtant au moment où il prémédite son acte, il implore le divin : « Sauve-moi de la main de mon frère. » Mais I'acob est endetté par rapport à l'Autre, il ne cesse de payer cette dette : c'est parce qu'il était le fils préféré de la mère que I'acob avait reçu la bénédiction du père, alors qu'il n'était pas l'aîné. Ce n'est donc pas *a priori* cette bénédiction trompeuse qui justifierait la faveur de Dieu envers I'acob. Le texte n'explique pas cette faveur, mais impose à cet endroit une sorte de scansion : « La nuit tombe[5]. »

---

5. Secours-moi donc de la main de mon frère / de la main d'Essav, oui, moi-même je frémis de lui, / qu'il vienne et me frappe, la mère sur les fils ! / Et toi tu as dit : « Bienfaisant, pour toi je serai bienfaisant / Je mets ta semence comme le sable de la mer, / Si multiple qu'il ne sera pas compté / Il nuite là, cette nuit […] »

Alors qu'il se trouve seul, il n'est pas seul. I'acob est attaqué par un ange, a-t-on l'habitude de dire. Mais à lire la traduction littérale de Chouraqui, il lutte avec *El* : « il ne s'agit ni d'ange, ni d'Élohim, mais simplement d'un homme » :

Qui est donc cet « homme » acharné à abattre I'acob ? L'homme en lui, la chose en nous qui nous terrifie (« une chose tapie dans l'autre » (P.-L. Assoun dans son séminaire 2000-2001) ? Le grand Autre ? Ou (/et) son autre, son double, son frère, tout simplement ?

Il est certain que cette scène célèbre de I'acob luttant avec *l'homme* ressemble plus à un cauchemar qu'à un événement historique. Il semble rencontrer l'innommable : au lieu d'un face à face, il a affaire à un corps à corps (qui n'est pas conté par le texte).

I'acob est simplement blessé à la cuisse, mais ce conflit produit un changement de nom. Une véritable bénédiction. I'acob devient Israël (qui veut dire jouteur, puissance). Il est renommé, et à partir de là, il ne sera plus le même homme. Le changement de nom permettra de symboliser sa haine, donc de rester un homme, en échappant à son destin de criminel.

C'est en effet parce que I'acob en appelle à une divinité qu'il reconnaît du même coup qu'il n'est pas un être parfait, malgré l'amour que lui porte sa mère. Autrement dit, il renonce à ce moment-là au désir de la mère et se tourne vers un père. Le père est clairement ici celui qui préexiste dans le désir de la mère, qui n'est pas, on le voit bien pour Rébecca, le papa (Isaac), mais celui supposé avoir une autorité (symbolique) pour elle, Dieu lui-même. À partir du moment où l'autorité du Père sera reconnue, l'enfant devient fils. C'est toujours – la clinique est très claire là-dessus – au final, l'enfant qui le fait père. L'enfant se fait fils et, se faisant fils, il se fait frère, mais là dans un autre sens que la fraternité primitive dont nous parlons depuis le début.

Cette bénédiction est celle en quelque sorte tant attendue aussi par Romain Gary, un fils unique. Dans son autobiographie, *La promesse de l'aube* (Gary, 1980), l'auteur décrit parfaitement cette configuration structurale et ce rapport à sa mère.

Lui, l'enfant unique, parfait, promu à la perfection, à l'idéal maternel. Sans évoquer toutes les guerres dont est sorti victorieux Romain Gary, puis sa brillante carrière de diplomate, écrivain reconnu internationalement (deux prix Goncourt), marié à l'une des plus belles femmes du monde... La mort réelle de sa mère n'y fera rien, il écrit :

> « Sans doute ai-je manqué de fraternité. Sans doute n'est-il pas permis d'aimer un seul être, fût-il votre mère, à ce point.
>
> Mon erreur a été de croire aux victoires individuelles. Aujourd'hui que je n'existe plus, tout m'a été rendu. Les hommes, les peuples, toutes nos légions me sont devenues alliées, je ne parviens pas à épouser leurs querelles intestines et demeure tourné vers l'extérieur, au pied du ciel, comme une sentinelle oubliée. Je continue à me voir dans toutes les créatures vivantes et maltraitées et je suis devenu entièrement inapte *aux combats fratricides.* » (C'est nous qui soulignons.)

Sans pouvoir ici commenter l'ensemble gigantesque de son œuvre, notons comment Gary a tenté de revivre cet amour exclusif et passionnel avec d'autres femmes que sa mère. Mais que ce soit dans *Clair de femme* (1977), où il cherche à remplacer l'aimée condamnée dans l'immédiateté de sa mort ou encore dans *La vie devant soi* (1975), quand l'enfant se dévoue à la vieille femme (juive) qui s'occupe de lui à la place de la mère prostituée, les tentatives d'identifier de l'autre à la place de l'Autre (même « barré »), sont vouées à l'échec. Mettre fin à ses jours était alors inévitable...

Cette configuration du complexe fraternel, complexe de l'intrusion, pour l'enfant unique, comme pour les fratries sanguines ou imaginaires, au niveau de peuples entiers sous certains régimes totalitaires ou certaines idéologies religieuses (Croix, 2005), semble nous ramener sans cesse à une mère qui n'est pas toute-puissante mais qui est celle qui « nomme (l'enfant) à » (Lacan, 1970, Croix, 2005).

La mère de Gary en l'occurrence était fondamentalement blessée par les grandes épreuves de sa vie, castrée malgré ses comportements stéréotypés de mère juive envahissante. Mais elle avait investi dans son enfant une promesse de revanche sur le monde. Il était « promu à » dès sa naissance. Par exemple cet extrait où le jeune Gary voit sa mère lui rappeler ses obligations (« tu seras Général, Ambassadeur »...) au milieu des fous rires moqueurs de ses camarades du service militaire :

> « [...] j'entourais ses épaules de mon bras et je pensais à toutes les batailles que j'allais livrer pour elle, à la promesse que je m'étais faite, à l'aube de ma vie, de lui rendre justice, de donner un sens à son sacrifice et de revenir un jour à la maison, après avoir disputé victorieusement la possession du monde à ceux à qui j'avais appris à connaître, dès mes premiers pas, la puissance et la cruauté ».

Souvent quand je parle ici ou là d'enfants violents, des collègues me répondent : « Mais c'est un psychotique ! » À quelques exceptions près, et en deçà de leurs comportements spectaculaires, leur langage structuré, sans phénomène élémentaire manifeste, ne permet pas de diagnostiquer une structure psychotique.

Freud avait déjà bien perçu cette autre dimension de la mère dans *L'avenir d'une illusion* (1927), quand il étudie la constitution des frères dans le christianisme à partir de l'image de Marie et de son bébé.

Derrière la violence de certains jeunes gens, il faut entendre certes une recherche de pouvoir (coordonné au masculin), de normativité et d'homogénéité, mais aussi, semble-t-il, ne pas oublier cet amour spécifique de la mère en deçà de ladite « sauvagerie maternelle » : ce destin tracé par elle, un Nom-de-la mère.

Rien ne nous empêche de penser cette nomination maternelle envers une fille, moins qu'un fils, pour autant que la mère puisse imaginer que sa fille a *quelque chose en plus*. Les cas semblent plus rares et plus récents, nous en traiterons peut-être à l'avenir. En attendant, l'anatomie (la différence des sexes) garde son tranchant.

« Recommencer, revivre, être un autre fut la grande tentation de mon existence. »

R. Gary, *Vie et mort d'Émile Ajar*, NRF, p. 29.

Résumé. Du lien fraternel bien connu à l'adolescence nous essayons de dégager, à partir d'une clinique et de recherches sur les mineurs multirécidivistes, les spécificités de la fraternité à cette époque de la vie. Refus du féminin et primauté de l'identique dans le rapport à l'autre nous renvoient au stade fondateur de l'identification. Qu'il s'agisse de fraternité sociale, sanguine ou de fils unique, l'enfant « nommé à » par sa mère, dans un registre à distinguer de la psychose, aura peu d'autres issues que le meurtre, de soi ou du semblable.

Mots-clés. Fraternité, ségrégation, violence, adolescence, identification, mère.

Abstract. From the fraternity relationship well kown at the teenaging, we try to note by a clinicwork and research about recidivist minors, the fraternity specialities of this period of life. Feminine refusal and identic primacy allow us to think about the fondamuntal stage of identification. What about social fraternity, blood fraternity or only son, children « named to » by his mother, in different register of psychosis, will not have other issue than murder, of him or of man like him.

Key-words. Fraternity, segregation, violence, teenager, identification, mother.

Bibliographie

Chouraqui, A. (1992). *Entête (La Genèse)*. Paris : J.-C. Lattès.

Croix, L. (2002). D'une névrose diabolique au XXIe siècle. In J.-P. Lebrun (Ed.), *Les désarrois nouveaux du sujet*. Paris : Érès.

Croix, L. & Vulbeau, A. (2004). Recherche-action (2001-2003) sur centres pilotes post-CER (Centre d'Éducation Renforcée). « Le service de suite, SAPMN ». Protection Judiciaire de la Jeunesse, 150 p. [rapport].

Croix, L. (2005). L'avenir social de la jalousie structurale. *La lettre du Grappe.*

Gary, R. (1980). *La promesse de l'aube,* Paris : Gallimard.

Lacan, J. (1938). *Les complexes familiaux.* Encyclopédie Universelle, rééd. Navarin, 1984.

Lacan, J. *Le séminaire. L'identification* (1962, inédit) et *Le séminaire. D'un Autre à l'autre* (1969, inédit). Documents internes à l'Association freudienne internationale et destinés à ses membres.

Lacan, J. (1969-1970). *Le séminaire XVII. L'envers de la psychanalyse.* Paris : Le Seuil, 1991.

Rimbaud A. (1871). *Lettre du voyant.*

Notes de lecture

Laurie Laufer
L'énigme du deuil

Paris : PUF, 2006, 218 p.

Avant d'être un livre, cet ouvrage fut une thèse, nous avertit l'auteure. Au passé d'une recherche suit le présent d'un livre, comme un parcours dans le temps. Et parler du deuil, c'est parler du temps, d'un temps « travaillé » par cet événement qui le troue, créant une « hémorragie psychique allant jusqu'à l'effacement de soi » (p. 2). Sur cette expérience commune et cependant impartageable du choc de la disparition d'un autre, L. Laufer nous offre un livre d'une grande sensibilité clinique dénuée de lourdeur théorique, orientant sa réflexion non pas simplement sur la souffrance indéfiniment déclinable de la perte, sur l'excès de vide ou le vertige de la chute en un temps qui ne soutient plus le travail de mémoire, mais sur ce qui lie le deuil au travail de re-création, aussi bien dans le registre du fantasme comme réponse à la question de l'impensable de la mort que dans celui plus complexe de la solution artistique, de la mise en forme du désir qui n'est pas simplement affaire de survie mais le nouage même de la vie à l'énigme de la mort. S'il y a énigme devant la mort de l'autre (d'un autre), ce n'est pas seulement que la douleur (qui d'ailleurs ne va pas de soi… il y a des douleurs muettes) ne cesse de se poser comme inhumaine, comme excédant la possibilité du sujet, mais qu'aussi, comme s'il s'agissait de répondre de cette mort qui nous frappe, faire son deuil renvoie à l'étrangeté d'une inversion, à savoir être « fait » par ce deuil, c'est-à-dire remodelé, oserons-nous dire, « refait » par celui-ci. Le deuil est la violence soudaine d'un questionnement : que faut-il en faire de cette mort, et que fait-elle de nous ?

Le temps, certes, faisant son œuvre, ouvre cet « espace » du deuil, ce contenant où se « travaille » l'image psychique dans l'endeuillé : le fantasme, l'hallucination, le fantôme qui forme et déforme l'image du disparu. Il s'agit de reconstruire du visage, trouver matière à ce remodelage de l'autre en absence.

> « Le fantôme, dans l'expérience du deuil, n'aurait-il pas fonction de fiction hallucinatoire, de matière à refigurer les contours de la disparition afin qu'apparaissent les formes du disparus ? la clinique serait alors une fabrique de l'hallucinatoire. » (Laufer, p. 5-6)

C'est toute une problématique de la trace, de l'empreinte, du contour à reproduire, de l'invention de l'autre, qui permet de cerner en quoi le deuil est moins la digestion d'une douleur que la mise en jeu et en tension de représentations qu'il s'agit de faire entrer dans une histoire, et donc dans un certain registre de vérité. « L'endeuillé ne perd pas seulement l'objet, il perd jusqu'à l'histoire et le temps de l'objet, c'est-à-dire un temps et une histoire l'identifiant. » (p. 17) Ce qu'il y a de plus essentiel dans ce scandale de la disparition d'un autre dans la mort, c'est l'ouverture, la naissance à un savoir révélé par la mort de l'autre, à ce savoir inconscient : haine ou amour, désir de mort, vengeance, joie et triomphe… Le face à face avec la mort d'un autre est épreuve de vérité.

Revenant sur la notion du potlatch que Marcel Mauss déplie dans son *Essai sur le don*, L. Laufer montre combien cette mesure d'échange, ritualisée et construisant un « fait psychique total », peut servir de paradigme pour comprendre le circuit d'échange qui se joue entre les vivants et les morts. Le potlatch socialise un certain usage de la perte sous la forme du don indépendamment de la valeur de l'objet en circuit. Il s'agit d'introduire de la continuité et de la temporalité pour maintenir la cohésion du groupe. Cet usage consacre la perte afin de conserver au-delà de la perte comme la relance infinie de l'échange. L'une des questions que pose le deuil est précisément : comment remettre l'échange en circuit ? Il s'agirait alors en quelque sorte d'érotiser la mort, de sortir le mort de sa fixité spectrale, lui donner une forme pensable, une valeur échangeable dans le circuit symbolique. Lectrice de Bataille, L. Laufer souligne la nécessité de penser ensemble mort, jeu et sexualité, une réunion si difficile à concevoir aujourd'hui dans les formes déritualisées de l'accompagnement de la mort, mais aussi de la sexualité.

L'auteure revient, s'il était besoin, sur les analyses de P. Ariès et G. Gorer, sur ce glissement contemporain vers la répression de la représentation de la mort mais aussi de la sexualité. La mort comme la sexualité répondrait davantage aujourd'hui à une pornographie, à la violence du voir, sidérant le mouvement intime du fantasme.

Contre la tentation mélancolique, « il reviendrait au dispositif transférentiel de créer les conditions d'une rencontre avec les disparus, en d'autres termes d'une traversée qui remettrait en mouvement le corps pulsionnel de l'endeuillé » (p. 5). Ce dispositif met ainsi en jeu la remise en mouvement des formes pour un sujet qui ne sera pas sans constituer l'analyste comme matière et fond de ce travail : « figure de bord et fantôme. » L'analyste doit en quelque sorte « se faire déformer » et accueillir sans s'y perdre ce jeu d'ombres afin que par le mouvement des images se réanime la vie psychique au-delà d'un enfermement sépulcral.

Éric Bidaud

Hofstein *et al.*

Depuis Lacan, quelle direction pour la cure ? Journées de Tours 2005

Ivry-sur-Seine : À propos, 141 p.

Cet ouvrage collectif, réalisé avec beaucoup de soin, et d'une fort belle présentation, reprend les interventions qui ont eu lieu au cours de l'année 2005 à la Société Psychanalytique de Tours.

L'année 2005, comme l'on s'en souvient, a été marquée par des débats parfois violents, concernant le statut des psychothérapeutes et des psychanalystes qu'il s'agissait de réglementer (cf. le célèbre amendement Accoyer). C'est dans ce contexte que ce sont déroulées ces journées, avec pour point de départ le texte de Lacan de 1960 : « La direction de la cure et les principes de son pouvoir ». Selon Derrida, au fondement de ce discours se trouve « l'idéalité du signifiant », et « la vérité comme dévoilement » auxquels certains auteurs (F. Hofstein, R. Major et F. Capron) ajoutent la question de la lettre : la lettre volée bien sûr, mais aussi le désir qu'il faut prendre à la lettre.

Il est impossible de rendre compte de l'ensemble des articles, d'une rare qualité autant par leur densité que par leur érudition, dans lesquels l'apport de Lacan, souvent via l'œuvre de Derrida (M. Turnheim lui consacre une large part) est analysé sans complaisance, mais de manière très argumentée et non polémique. Il y est question de la langue, de la trace et du discours, de la métaphore et de la métonymie (C. Talagrand), des relations entre langue et musique (P. Ginésy), du transfert et de la résistance, celle du patient (F. Capron), mais aussi celle des psychanalystes et de la psychanalyse qui présenterait une maladie auto-immune (F. Kaltenbeck). Cette énumération ne vise en aucun cas à donner de cet ouvrage l'idée d'un inventaire à la Prévert, mais bien au contraire à inciter le lecteur à entrer dans ces articles et à y découvrir les multiples aspects autour desquels s'articule cette question essentielle de la direction de la cure aujourd'hui.

Marie-Claude Fourment-Aptekman

Jean-François Chiantaretto

Le témoin interne

Paris : Aubier, 2005, 180 p.

Au cours de ses travaux, Jean-François Chiantaretto a toujours pris soin de tenir ensemble approche clinique et souci de l'histoire. C'est là sa marque. Cette position est particulièrement sensible dans son dernier ouvrage. Se référant à la fois au matériau psychique et à la matière historique, J.-F. Chiantaretto y propose une élaboration psychanalytique du témoin et de son acte, le témoignage[1]. La figure du témoin interne est envisagée dans ses relations aux situations extrêmes, notamment traumatiques ; elle se rapporte au « sentiment d'exister, tout à la fois corporel et psychique » (p. 10), au parfois douloureux sentiment d'être. En tant qu'altérité intériorisée sous la forme de l'interlocution intrasubjective, le témoin interne constitue un garant de la part ontologique et du sentiment identitaire, l'une et l'autre non irréductibles. En partant du témoignage ressaisi dans l'écriture de soi, J.-F. Chiantaretto repère les « retentissements » de l'événement catastrophique, en particulier génocidaire, d'une part dans le registre de l'identité, de « la composition relationnelle du je » (p. 13), et d'autre part dans le domaine de « l'altérité interne », de la « confrontation au décentrement » (p. 14). Le moment de bascule au plan historique et psychique se situe dans l'entreprise génocidaire nazie : « [...] c'est avec la Shoah, dans la mesure précisément où le projet nazi inclut la destruction du témoignage, qu'une nouvelle définition de celui-ci devient une nécessité incontournable » (p. 12). C'est relati-

---

1. Jean-François CHIANTARETTO. *Le témoin interne. Trouver en soi la force de résister*. Paris : Aubier, coll. « La psychanalyse prise au mot », 2005, 180 p.

vement à l'histoire et à ce qui peut s'en témoigner que le corpus littéraire retenu tire sa force démonstrative.

J.-F. Chiantaretto étudie d'abord le *Journal* d'Anne Frank comme un témoignage « sur l'évolution de la représentation de soi et du discours sur soi en plein passage pubertaire » (p. 22). Au cours de l'adolescence, l'écriture de soi témoigne sous la forme du journal de la « fabrication du témoin interne ». Chez Anne Frank, le journal est à elle-même son propre destinataire, compagnon imaginaire tutoyé, incarné, idéalisé. Il apparaît alors comme un dispositif rangé à l'enseigne du regard de l'autre intériorisé, dans le fil d'une certaine règle spéculaire. Ainsi Anne Frank est appelée à témoigner du travail psychique tourné tantôt vers la mémoire de l'enfance, tantôt vers l'aspiration à ce devenir-autre qu'est le devenir-femme. La construction du témoin interne à l'intérieur du journal est ainsi destinée à prendre acte de cette tension entre passé et devenir, entre identité et altération.

Avec le second auteur, J.-F. Chiantaretto souligne la nécessaire prise en considération du lieu sous ses rapports à l'origine et à l'exil, et de la temporalité spécialement sous son rapport au roman familial – au sens large. De l'exemple de Claude Vigée, qui se définit comme « écrivain juif de langue française », se dégage ainsi une posture judaïque de l'écriture témoignant de la préséance de l'exil sur l'être. L'écriture de soi est à mesurer – à relativiser – à l'aune de cette réductibilité tant du plan ontologique que de la subjectivité : si l'autobiographie recouvre « un danger », c'est au sens où elle constitue le régime d'écriture le plus imaginairement assignant, le moins diasporique. C'est pourquoi la figure du témoin interne chez C. Vigée se trame tantôt dans la poésie tantôt dans la prose, tantôt dans la pulsatilité anachronique du vivre tantôt dans une mémoire transgénérationnelle plus ou moins familière. Là même où l'altérité prend les traits de l'oubli :

> « Accueillant en moi les récits bizarres de mes anciens, j'ai capté leur propre enfance qui remontait vers la mienne, dès qu'à mon écoute les phrases attachées à leur vieillesse illuminaient brusquement en chacun de nous les cryptes obscures de l'oubli » (p. 57).

Le risque d'oubli radical qui réside dans l'effacement amène à l'écrivain d'origine peule Amadou Hampâté Bâ (1900-1991), à qui l'on attribue la formule : « En Afrique, quand un vieillard meurt, c'est une bibliothèque qui brûle. » La vocation d'A. Hampâté Bâ à témoigner par écrit, que ce soit au titre de biographe, d'historien ou d'ethnologue, est dictée par le souci de conserver une trace « de traditions et de cultures orales, précisément frappées d'effacement par l'importation forcée de modèles sociaux et culturels passant par l'écriture » (p. 80). Par là Hampâté Bâ révèle un fécond paradoxe qui conforte le concept de témoin interne : c'est d'un auteur issu d'une société orale qu'émane un vif sentiment de « la matérialisation de l'interlocution interne », et par suite d'une « consistance testimoniale » de la pratique de l'écriture. L'écriture de Hampâté Bâ prend en charge la fin d'une société traditionnelle en voie de mutation, la disparition d'une société où la parole « adressée », « en relation », se donne en partage. De la tension entre transmission orale et opération scripturale, J.-F. Chiantaretto dégage une problématique renouvelée de la sincérité dans son rapport à l'écriture. Rapportée à l'éthique du récit africain traditionnel, telle que la consigne Hampâté Bâ, la sincérité est ainsi estimée « à l'aune de la disposition à témoigner de soi *et* des autres » (p. 106).

Avec Primo Levi, la question du témoignage se complexifie précisément dans le rapport entre soi et les autres, dans la relation de soi aux autres. L'écriture de témoignage est liée à un impératif moral, « le devoir de mémoire ». La figure du témoin interne se rattache à celle de témoin survivant, aux prises avec la sidération liée au travail de la mort tel qu'il fut institué dans les camps. À travers l'œuvre de P. Levi, J.-F. Chiantaretto dégage ce qui se trouve au cœur de l'écriture du témoin survivant. Il s'agit moins d'y fabriquer du témoignage que d'y construire un témoin pour les morts sans témoins de la Shoah. Aux conditions de pouvoir « témoigner pour lui-même de la destructivité subie » et de «convoquer les lecteurs au titre de témoins de sa propre expérience » (p. 114), l'écriture du témoin survivant prend alors une portée mémorielle, individuelle et collective. L'énoncé programmatique du sous-titre de l'ouvrage – *Trouver en soi la force de résister* – trouve son accomplissement dans le chapitre consacré à P. Levi. En s'appuyant sur une lecture minutieuse de *Si c'est un homme*, l'auteur montre comment dans les conditions d'anéantissement vécues à Auschwitz, « la force de résister » à la destruction de l'humain a tenu à la survivance d'un « dialogue intérieur », d'une « interlocution interne », « à la possibilité d'être témoin » – au prix de quelle douleur ! Après Auschwitz, de retour à Turin, dans l'après-coup, l'écriture prend le relais de la mobilisation psychique qu'avait requise la survie du témoin interne. Comme le note alors l'auteur, en une formule qui vaut d'être étendue au-delà de P. Levi, « l'écriture, en matérialisant l'espace psychique, offre la possibilité d'incarner, en l'occurrence de maintenir vivant, ce témoin interne représentant le regard de l'autre dont le sujet humain a besoin pour se sentir exister » (p. 134).

Il convient donc de lire cet ouvrage qui, par sa justesse de ton, permet de mieux comprendre les réaménagements psychiques imposés par les expériences traumatiques, leur pouvoir de vacillation subjective et d'altération identitaire. Il faut recommander de lire ce livre qui invite à suivre l'élaboration du concept de témoin interne et à saisir à travers ses expressions littéraires sa pertinence clinique comme sa consistance morale. Il faut lire ce livre parce qu'*in fine*, c'est au regard des régions psychiques dévastées d'où émerge néanmoins un désir de vie que s'apprécie la valeur du concept de témoin interne.

Arnaud Tellier

Olivier Douville

De l'adolescence errante. Variations sur les non-lieux de nos modernités

Nantes : Éditions Pleins Feux, 2007, 62 p.

Olivier Douville accueille en ces pages très denses l'adolescence errante sans jamais la fétichiser, mais plutôt en la laissant interroger psychanalyse et anthropologie. C'est un premier défi à relever que d'accepter cette mise à l'épreuve des savoirs pour espérer approcher les voies subtiles empruntées par ces sujets : c'est presque une invitation sinon à perdre *sa* clinique, du moins à la remettre en jeu dans la plus grande rigueur.

S'il veut entendre quelque chose de ceux qui sont prêts à se perdre pour échapper à l'emprise d'un autre forcément menaçant, l'analyste devra pour ainsi dire entrer en *itinérance*... car l'auteur l'engage à demeurer toujours dans une incertitude extrêmement féconde : « qu'est le corps à ces moments-là ? pas encore une scène bien qu'il insiste à se représenter, pas encore un thème bien qu'il insiste à se couvrir de « piercings », de tatouages ou de blasons. Pas encore un motif, donc. » (p. 29)

Le jeune errant sait mieux que quiconque titiller l'autre pour dénoncer son inconsistance et faire choir les discours d'autorité préfabriqués. Jeté hors de lui-même par la tornade pulsionnelle, il ne pourra parfois pas tenir d'autre position que celle de sujet de la frontière. Cette angoisse du devenir-autre, nous ne pouvons, selon l'auteur, pas l'entendre en nous contentant de la ranger au catalogue de l'« inquiétante étrangeté », pour riche que soit cette notion. Encore faut-il savoir entendre « les nouveaux modes d'adresse à l'Autre » tentés de façon précaire par ces sujets qui restent souvent sur le seuil, signant un défaut d'inscription, dans la crainte de « ce qui pourrait surgir ».

Si ces formes d'errance traduisent presque une phobie de l'espace, une peur de la rencontre, le corps réel est lui trop exposé et le risque de passage à l'acte toujours important. Devant le manque de plus en plus flagrant de territoires contenants, qu'Olivier Douville attribue sans détour à un très grave abandon social, ces jeunes semblent chercher désespérément mais obstinément à fabriquer « du lien et de la trace » dans ces nouveaux déserts.

De ces psychismes également désertés qui confirment l'hypothèse proposée depuis quelques années par l'auteur d'une *mélancolisation du lien social*, peut-il alors émerger un lieu qui pourrait enfin être occupé ? C'est tout l'enjeu de cet ouvrage et du travail analytique dans ce contexte, dans ce qu'on nomme souvent *les marges*, d'explorer la façon dont l'analyse peut venir faire « entame » dans le béton de la jouissance mélancolique. Si le sujet peut s'en saisir, engager sa parole, dépasser la honte, « quelqu'un peut advenir ». Un tel pari passe par les retrouvailles du corps, du nom, de la langue dans cet autre lieu. Qu'est-ce à dire ?... il s'agit d'entendre les appels du côté du rythme et de la langue maternelle, à condition là encore d'interroger cette notion au-delà du sens trop convenu. Il est davantage question du rapport du sujet au féminin, de ce qui échappe au phallique. Selon son habitude Olivier Douville, en familier de Bataille, bouscule les lectures commodes, dénonce la tentation si courante d'enfermer les sacrifices corporels à l'adolescence dans des prétendus « rites de passage », là où il repère plutôt un fantasme d'autofondation rebelle. Enfin, il refuse fermement les approches réductrices qui voudraient imposer dans les *cités* comme ailleurs le modèle de l'« affrontement » et de la « santé mentale », autant de démarches colonisatrices trop souvent avancées en guise de soins.

Anne Bourgain

Émile Jalley
Wallon et Piaget. Pour une critique de la psychologie contemporaine

Paris : L'Harmattan, 2006, 496 p.

Cet ouvrage volumineux d'Émile Jalley se présente comme un prolongement de sa réflexion sur la psychologie contemporaine en France, mesurée à l'aune de celles des grands fondateurs que sont Piaget et Wallon[1]. Est visée ici, plus particulièrement, la psychologie cognitive du nourrisson d'origine anglo-saxonne, apparue dans les années 1960 et qui n'a conquis la France qu'une vingtaine d'années plus tard, ignorant largement, selon l'auteur, ce qui avait été élaboré antérieurement. Cette psychologie, avant tout descriptive, s'est appuyée sur les nouvelles technologies pour réunir « une accumulation impressionnante de petits faits » ne composant aucun tableau unifié, « quelle que soit la question traitée ». Ce qui a pour résultat une inflation de données, souvent contradictoires, qui n'invite pas à penser, déplore E. Jalley, poursuivant là les conclusions de ses ouvrages précédents.

Les deux premières parties de ce livre se consacrent à l'examen minutieux des questions épistémologiques qui sous-tendaient naguère les débats entre Wallon et Piaget. La méconnaissance actuelle de ces questions décisives serait la cause directe d'un blocage du progrès des connaissances en psychologie.

Pourtant ces auteurs très prolifiques ont laissé des œuvres considérées comme des classiques, qui ont été abondamment, quoique inégalement, traduites et commentées, É. Jalley n'oubliant

1. Signalons qu'en 2007, deux autres ouvrages d'É. Jalley publiés chez le même éditeur poursuivent dans la même voie : *Critique de la raison en psychologie. La psychologie scientifique est-elle une science ?* et *La guerre des psys continue. La psychologie française en lutte.*

pas de rappeler au passage les commentaires qu'en ont faits, par exemple, Tran Thong (1971) ou Zazzo (1975).

Un ensemble de textes choisis, éclairés de présentations et d'un appareil de notes très minutieuses, met ainsi en évidence la discussion que Wallon et Piaget ont entretenue pendant une période de plus de quarante ans, au cœur du XXe siècle. Ces textes, de nature diverse – articles, préfaces ou chapitres – représentent une bonne centaine de pages dont la lecture, prévient É. Jalley, n'est accessible qu'à ceux qui ont une connaissance aiguisée des théories en jeu pour en saisir pleinement la portée allusive et les critiques voilées. Le débat affronte deux conceptions de la psychogenèse recouvrant en réalité deux conceptions du sujet : celle d'un enfant cognitif idéal, savant en herbe faisant du monde un terrain expérimental, chez Piaget, et celle d'un enfant concret et complet, pensant, parlant, s'émouvant comme être social, chez Wallon. Les deux auteurs partagent une conception dialectique de la psychogenèse, ce qui entraîne une mise au point d'É. Jalley, à l'adresse de ceux qui méconnaîtraient ou auraient oublié le paradigme hégélo-marxien du dépassement de la contradiction.

Wallon et Piaget ont, de la psychogenèse, une conception très distincte, qui les opposera sur les questions relatives à la continuité ou à la discontinuité du développement, au rôle de la maturation et à celui du milieu et plus précisément, dans ce dernier, du facteur social et du langage. Ce sont là les principaux points d'achoppement entre eux.

Un chapitre est également consacré aux conceptions pédagogiques des deux psychologues autour de l'Éducation Nouvelle et des méthodes actives. Wallon, comme Piaget dans le champ de la psychologie de l'enfant, sont les contemporains de ce mouvement de renouveau éducatif et, à des titres divers, ont eu à assumer des responsabilités dans l'institution éducative.

Enfin, la troisième partie de l'ouvrage d'É. Jalley développe sa critique de la psychologie contemporaine et de ses méthodologies contradictoires, donnant l'image d'un bébé hypercompétent, « horrible mélange de clône intersidéral et d'enfant sage ». É. Jalley souligne surtout les risques d'impasses du credo scientiste dont se réclament les neurosciences œuvrant, selon lui, au maintien de l'ordre naturel et social établi. À la différence des conceptions de Wallon ou de Piaget, ouvertes aux espérances pédagogiques, le nativisme, à la mode chez les cognitivistes modernes, éliminerait tout espoir de changement social dans le contexte d'une mondialisation qui écrase les libertés individuelles pour satisfaire à des déterminismes financiers anonymes et gigantesques.

Élisabeth Chapuis

O. Douville et C. Wacjman (Eds.)

Revue *Psychologie Clinique*, 21 *Collectifs et singularité.*

Octobre 2006, 274 p.

Psychologie Clinique « Nouvelle série » a dix ans et profite de ce numéro anniversaire, consacré aux liens entre singularité et collectif, pour réénoncer ses enjeux et ses positions, tant cliniques que politiques.

Olivier Douville, directeur de publication et rédacteur en chef depuis sa création, nous invite à suivre la trace de la revue, de ses antécédents jusqu'à ses perspectives actuelles. En remontant le fil de ses origines, nous trouvons en amont le bulletin du laboratoire de psychologie clinique de l'université Paris 7. Puis en 1988, Claude Revault d'Allonnes fonde *Psychologie Clinique,* dans une volonté d'autonomie quant au laboratoire, qui permet cet apport fondamental, jusqu'ici manquant, d'une revue scientifique de psychologie clinique.

En prenant l'individu dans sa singularité et dans son lien au collectif, *Psychologie Clinique* « Nouvelle série » est bien l'héritière de ses prédécesseurs. Elle refuse d'autant plus la réduction de l'individu à un monisme, qu'elle étaye aujourd'hui ses travaux aussi bien sur la psychologie et la psychanalyse que sur l'anthropologie et la psychiatrie. Depuis dix ans, la revue prend donc position sur des questions cliniques et politiques, et s'engage ainsi contre une santé mentale normalisante, qui au nom d'un pseudo-scientisme tend à annihiler le savoir sur le sujet.

En se positionnant ainsi, la revue peut difficilement faire l'économie d'énoncer les conséquences d'une telle politique de santé mentale. Dans ce numéro, elle tente de décrypter les effets de la loi sur le statut de psychothérapeute. Au fil des articles, elle étendra son analyse sur un versant anthropologique, nous emmenant en amont de la loi, pour dénouer ce qui se joue lorsque la gouvernance s'appuie sur la connaissance ; puis à la lumière de la psychanalyse, elle nous fera descendre dans l'en-deçà du sujet, là où la transgression s'oppose à la norme.

Ainsi les questionnements de la revue sur la politique actuelle de santé mentale se font entendre à travers l'article de R. Samacher, « Le titre de psychothérapeute : nouveau gadget de la politique de santé publique ? » L'auteur s'interroge sur les incidences d'une telle loi, dont le but premier est d'officialiser le statut de psychothérapeute. Il souligne tout d'abord l'interventionnisme de l'État dans le domaine de la santé mentale, qui, sous couvert de standardisation et de transparence, impose au sujet le traitement du symptôme au moindre coût, et à l'université l'enseignement psychopathologique correspondant. R. Samacher émet également de sérieuses réserves sur l'outil d'une telle entreprise, les TCC, validées scientifiquement par l'INSERM. En cherchant à gommer le symptôme gênant, elles ferment par là même la voix au sujet, qui tentait par lui de faire entendre sa vérité.

Que se joue-t-il alors lorsque pour énoncer les lois, comme celle que nous venons de citer, les dirigeants valident et justifient leurs décisions en s'appuyant sur des expertises scientifiques ? C'est ce lien complexe qui lie gouvernance et connaissance que V. Hernandez et B. Hours proposent de dénouer. Entre décideurs et chercheurs, méthodologies et objectifs divergent. Cet absence de langage commun, dans un espace de sens qui devrait pourtant être partagé, rend le transfert des connaissances impossible. Pour qu'une telle collaboration puisse produire des lois durables, acceptées par tous les acteurs sociaux impliqués, la constitution d'un nouvel espace de signification est nécessaire, et, selon les auteurs, ne pourra se faire que par l'implication du chercheur sur le terrain.

Dans son article « Au bord de la transgression », J. Birman nous rappelle comment pouvoir et savoir ne s'associent pas seulement lors de l'édification des lois. En se conjuguant, discours éthiques et processus d'action produisent la norme, qui vient imprégner le champ social et modeler l'individualité. Cet article montre en quoi la transgression serait une voix donnée à l'individu, pour se faire entendre face à cette norme qui tend à le définir. En partant du cadre social, le mouvement transgressif glissera, au fur et à mesure de l'article, en ce lieu où il trouve sa plus profonde résonance : au cœur du sujet. Le discours freudien nous dessine un sujet pris dans l'incessant conflit des différentes instances qui le composent. Dans ce conflit, la puissance transgressive du désir, par le retour du refoulé, vient butter contre les défenses du Moi, garant de la norme. En psychanalyse, le paradigme du sujet est donc bel et bien fondé sur la transgression. En déployant plus loin le discours freudien, l'auteur montrera en quoi cet impératif de désir et de singularité devra en passer par la pulsion de mort pour se faire entendre. En venant désorganiser les énoncés institués dans le Moi par la norme, la pulsion de mort offre au sujet un espace de transgression, où il peut pour un temps imposer de « nouveaux horizons de symbolisation ».

Rachel Simbü nous offre, dans « Une névrose psychopolitique », une belle illustration de l'interdépendance du psychique et du social, dans le domaine de la transgression. Les défenses d'André N., essentiellement organisées en termes de conformisme, se retrouvent débordées lors des épisodes d'agitations sociales. Ici le sujet, par ses symptômes, fait entendre sa voix en écho aux transgressions sociopolitiques.

Après avoir mis en question collectif et singularité sous l'angle anthropologique et psychanalytique, la revue oriente ses travaux sur ce temps de redéfinition du sujet et d'ouverture sur le social qu'est l'adolescence.

Plus qu'un temps chronologique, l'adolescence est conçue ici comme un temps clé pour le sujet, qui voit son rapport à l'Autre remis en question. Cette conception de l'adolescence comme réactualisation du processus d'aliénation/séparation implique, dans un premier temps, l'abandon des fantasmes infantiles, qui ne viennent plus recouvrir le nouveau réel pubertaire. C'est ce dont il sera question dans l'article de B. Haie, « La refonte du fantasme à l'adolescence ». Puis M. C. Poli traitera de ce second temps qu'est la reconstruction du récit des origines, qui permet à ce nouveau réel de se symboliser.

Face aux changements corporels de la puberté, les représentations découlées des théories sexuelles infantiles s'avèrent incapables de rendre compte de ce nouveau réel du corps. Pour continuer à exercer sa fonction de recouvrement du Réel, le fantasme doit se reconstruire, et en s'appuyant sur le mathème de Lacan, l'auteur expliquera en quoi cette refonte suppose le repoinçonnage du sujet et de l'objet.

Pour pointer l'importance de la fonction du Tu dans la constitution d'un récit des origines, M. C. Poli s'appuie sur son expérience clinique avec les jeunes adolescents vivant en institution publique. Chez ces jeunes, pour qui l'Autre familial s'est vu substitué par un Autre institutionnel, l'instauration d'un récit des origines s'avère problématique. Cette difficulté est attribuée à l'absence de relation intersubjective en institution, dans laquelle la fonction du Tu aurait pu s'incarner. Cette fonction, supportée par la famille ou par le psychanalyste dans le transfert, vient apporter au sujet ce support de référence qu'est l'autre/Autre. Sans elle, le Réel ne peut être nommé et ne peut donc agir en tant que réalité psychique, sous la forme d'un récit des origines.

Pour finir, C. Wacjman recadre l'adolescence dans sa problématique sociale. En partant des données statistiques d'un institut de rééducation de la Seine-Saint-Denis, il traite du travail clinique que ces institutions peuvent fournir, face à l'asocialité qu'engendre la violence. Si l'on considère la vie sociale comme un phénomène de groupe à organisation névrotique, le cadre contenant, que peut construire l'institution, doit venir suppléer aux manques de symbolisation et d'intériorisation des problématiques œdipiennes. C'est bien la question du devenir de la clinique institutionnelle, qu'est le travail du cadre, que soulève cet article.

Pour clôturer ce numéro, *Psychologie Clinique* ramène notre attention sur d'importantes questions politiques, dont la portée semble dépasser les frontières de la santé mentale. Au nom de la reconnaissance de la personne et de ses droits, la loi 2002-2 tend à renforcer l'exclusion par l'immuabilité d'un handicap, plutôt que de reconnaître le sujet dans sa dynamique. C. Wacjman se demande alors dans quelle mesure notre société, qui soutient l'individu dans la réalisation du contrat social, dériverait vers une démocratie individuelle, et pour combien de temps encore, le collectif supplantera l'individuel.

Julien Bancilhon

Gilles Brandebas

Le refus de l'école : six points de vue

Paris : L'Harmattan, 2007, 262 p.

Cet ouvrage à l'intention pluridisciplinaire interroge le refus de l'école dans toute sa diversité clinique, comme un symptôme et non comme une entité nosographique à part entière. Présentant ses résultats sous la forme de six points de vue, il entend ainsi articuler des approches différentes mais complémentaires pour rendre compte d'un phénomène hétérogène. Ces jeunes sujets en délicatesse avec l'objet scolaire mettent à mal un système qui tend à les classer, les étiqueter, et à passer finalement à côté des processus psychiques réellement en jeu. Pour autant, l'auteur se situant à la fois du côté d'une réflexion sur les causes et du côté de la recherche-action ne renonce pas à la tentation de la modélisation. C'est pourquoi toute une méthodologie semble parfois alourdir cette recherche honnête, scrupuleuse, il est vrai issue d'un travail de thèse, tandis que quelques « vignettes » apportent une illustration parfois un peu rapide de cette large réalité clinique et sociale.

Ce travail a le mérite de ne pas s'arrêter à une lecture facile d'un phénomène toujours complexe, il déjoue quelques pièges et cherche à déconstruire des notions souvent utilisées dans la clinique au quotidien sans toujours être réinterrogées : refus scolaire, phobie scolaire, inhibition, troubles d'apprentissage, troubles dits « spécifiques », troubles dits « d'opposition »...

Le lecteur est invité à différencier les problématiques qui surgissent « brusquement », « sur un mode aigu » de celles qui s'installent de façon plus insidieuse, à bas bruit, « sur un mode chronique ». Le repérage de l'angoisse sous-jacente est fondamental, l'angoisse d'abandon étant souvent sous-estimée selon l'auteur par rapport à l'angoisse de séparation que l'on associe de façon trop systématique aux phobies scolaires.

S'il est soucieux d'une clinique du sujet, rompant avec l'approche comportementaliste souvent dominante en ce domaine, l'enjeu de cet ouvrage très documenté, qui analyse de façon fine les réponses de l'environnement et propose plusieurs grilles de lecture du refus de l'école, est bien sûr une prise en charge plus cohérente de ces problématiques.

Anne Bourgain

Instructions aux auteurs

Les *Cahiers de l'Infantile* sont ouverts aux praticiens et aux chercheurs des psychologies, de la psychanalyse, de l'anthropologie et de l'histoire des sciences humaines, dans les champs de l'enfance et de l'adolescence, de l'infantile et du juvénile.

La revue est thématique. Chaque parution comporte, en plus, une partie de textes originaux hors thématique (*varia*), une partie faisant le point sur l'actualité des recherches en psychologie, et enfin une partie consacrée aux notes de lecture d'ouvrages. Le comité de rédaction invite les lecteurs à réagir aux numéros publiés et à proposer des manuscrits, thématiques ou hors thématiques.

Les manuscrits sont soumis de manière anonyme à deux lecteurs appartenant au comité scientifique. La décision de publier ou non un manuscrit appartient au comité de rédaction. Des modifications ou corrections peuvent être proposées aux auteurs. Le manuscrit corrigé sera alors soumis à une seconde lecture. Les manuscrits sont à adresser en envoi électronique et en envoi papier (trois exemplaires) à :

Marie-Claude Fourment-Aptekman
Directrice de rédaction des *Cahiers de l'Infantile*
25 Villa Daviel - 75013 Paris
Courriel : marie-claude.fourment@wanadoo.fr

Présentation des articles

Ils seront présentés sous forme dactylographiée au moyen d'un traitement de texte format d'échange RTF, police Times New Roman 11 points. Le nombre maximal de caractères est de 30 000. Les articles originaux présentés doivent être suivis de deux résumés de cinq lignes chacun, un en français et un en anglais (*abstract*), suivis d'une liste de trois à cinq mots-clés, traduits également en anglais (*key-words*).

Les titres des auteurs ainsi que leur adresse institutionnelle (ou privée) seront également précisés. Le manuscrit devra comporter un titre, lequel pourra être révisé par le comité de rédaction, en accord avec l'auteur. Éviter les notes de bas de pages. Les notes de lecture doivent se limiter à trois pages.

Bibliographie

Les renvois à la bibliographie dans le texte seront indiqués entre parenthèses par le nom de l'auteur suivi de l'année de publication. Toutes les références bibliographiques citées, et celles-là seulement, devront être présentées à la fin du manuscrit.

La bibliographie sera rédigée selon les normes de l'APA (American Psychological Association).

La référence d'un ouvrage devra comporter, dans l'ordre : nom de l'auteur en minuscules, virgule, initiale du prénom, point, année de l'édition consultée entre parenthèses, point, titre de l'ouvrage en italique, point, lieu de l'édition, deux points, éditeur, point. La collection ne sera pas indiquée.

Exemple : Leclerc, G. (1979). *L'observation de l'homme.* Paris : Le Seuil.

La référence d'un article devra comporter, dans l'ordre : nom de l'auteur en minuscules, virgule, initiale du prénom, point, année de l'édition consultée entre parenthèses, point, titre de l'article, point, nom de la revue en italique, virgule, tome et/ou numéro du fascicule en italique, virgule, première et dernière pages de l'article séparées par un tiret, puis un point.

Exemple : Netchine, S. (1970). Sur les notions d'enfance et de changement dans le débat entre rationalistes et empiristes. *Enfance, 3-5,* 303-324.

La référence d'un chapitre dans un ouvrage collectif devra comporter, dans l'ordre : nom de l'auteur du chapitre en minuscules, virgule, initiale du prénom, point, année de l'édition consultée entre parenthèses, point, titre du chapitre, suivi de la mention « In », puis initiale du prénom, point, nom en minuscules (de l'auteur ou des auteurs), suivi de la mention « (Ed.) » ou « (Eds.) », virgule, titre de l'ouvrage en italique, virgule, tome en italique, première et dernière pages du chapitre, séparées par un trait d'union, le tout entre parenthèses, point, lieu d'édition, deux points, éditeur, point.

Exemple : Harnish, R. M. (1975). Logical forme and implicature. In T. G. Bever, J. J. Katz & C. T. Langer (Eds.), *An Integrated Theory of Linguistic Ability* (p. 315-320). New York : Crowell.

Les titres des ouvrages et des revues citées apparaîtront en italique, les titres d'articles et de chapitres en romain (police normale). Ils ne prendront de majuscule qu'au premier terme. S'il y a plusieurs auteurs, les noms des deux derniers seront séparés par une esperluette (&).

Tout article accepté ne peut faire l'objet d'une publication sur un autre support sans l'accord préalable du comité de rédaction. Les auteurs disposent de huit jours pour la relecture des épreuves. Au-delà de ce délai, l'article sera considéré comme bon à publier. Les manuscrits, acceptés ou non, ne sont pas restitués.

Cahiers de l'Infantile

Numéros parus

Numéro 1 (2002) : **L'enfant et la transmission culturelle**

Auteurs : Janine Altounian, Michelle Cadoret, Ana Maria da Costa, Olivier Douville, Marie-Claude Fourment-Aptekman, Leandro de Lajonquière, Philippe Lévy, Jean-Charles Nayebi, Maria Cristina Poli-Felippi, Monique Schneider.

Notes de lecture sous la direction de Éric Bidaud.

Numéro 2 (2003) : **Le lien fraternel**

Auteurs : Éric Bidaud, Joël Birman, Leslie Conquy, Patrick De Neuter, Olivier Douville, Leda Mariza Fischer Bernardino, Maria Cristina Kupfer, Rosa Maria Marini Mariotto, Jean-Jacques Rassial, Ouriel Rosenblum, Yann Tostain.

Notes de lecture sous la direction de Éric Bidaud.

Numéro 3 (2004) : **L'enfant, l'animal et le primitif**

Auteurs : Claude Baudoin, Patrice Bidou, Élisabeth Chapuis-Ménard, Bertrand Deputte, Marie-Claude Fourment, Émile Jalley, Pierre Jaisson, Pascal-Henri Keller, Philippe Lévy.

Notes de lecture sous la direction de Éric Bidaud.

Numéro 4 (2005) : **Visages**

Auteurs : Claude Baudouin, Jean-Yves Baudouin, Samia Benouniche, Éric Bidaud, Bertrand Deputte, Olivier Douville, Anne-Marie Drouin-Hans, Karine Durand, Mathieu Gallay, Marion Hacquin, Marie-Christine Laznik, David Le Breton, Pascal Le Maléfan, Olga Luna, Céline Masson, Olivier Ouvry, Gérard Pommier.

Notes de lecture sous la direction de Éric Bidaud.

Numéro 5 (2006) : **Langue(s) maternelle(s)**

Auteurs : Éric Bidaud, Anne Bourgain, Magali Chétrit, Abram Coen, Aminata Diop-Ben Geloune, Olivier Douville, Mario Fleig, Brigitte Haie, Marc Hatzfeld, Max Kohn, Stéphanie Mousset, Clotilde Perrève, Odile Reveyrand-Coulon, Max Zins.

Notes de lecture sous la direction de Éric Bidaud.

Appel à contributions pour le prochain numéro

Numéro 7 (2008) : **Langage oral, langage écrit**

Le prochain numéro des *Cahiers de l'Infantile* propose d'examiner la question du rapport entre langage oral et langage écrit chez l'enfant et chez l'adolescent. Comment concevoir, chez l'enfant, les liens entre les conditions d'accès au langage oral et celles de l'apprentissage du langage écrit, et les difficultés de leur mise en place ? Comment les relations entre le processus adolescent et le rapport au langage se jouent ici, en particulier par un certain « remodelage » du langage au travers des inventions des adolescents et un nouvel investissement des formes écrites.

Articles à soumettre (cf. instructions aux auteurs).

POUR RECEVOIR LES *CAHIERS DE L'INFANTILE*

Nom ....

....

Adresse ....

....

....

....

....

....

Tarifs étudiants : -20 % (sur justificatif)

☐ N° 0 : L'enfance et l'infantile .... 14,50 €

☐ N° 1 : L'enfant et la transmission culturelle .... 13,50 €

☐ N° 2 : Le lien fraternel .... 15,70 €

☐ N° 3 : L'enfant, l'animal et le primitif...................... 13 €

☐ N° 4 : Visages.. 21,20 €

☐ N° 5 : Langue(s) maternelle(s)................................. 20,50 €

TOTAL de la commande :.............. €

Établir un chèque **à l'ordre du GUAREP** et l'envoyer à :

Mr Olivier Ouvry
80, avenue Ledru-Rollin
75 012 PARIS

Courriel : ouvry@club-internet.fr

L'HARMATTAN, ITALIA
Via Degli Artisti 15 ; 10124 Torino

L'HARMATTAN HONGRIE
Könyvesbolt ; Kossuth L. u. 14-16
1053 Budapest

L'HARMATTAN BURKINA FASO
Rue 15.167 Route du Pô Patte d'oie
12 BP 226
Ouagadougou 12
(00226) 50 37 54 36

ESPACE L'HARMATTAN KINSHASA
Faculté des Sciences Sociales,
Politiques et Administratives
BP243, KIN XI ; Université de Kinshasa

L'HARMATTAN GUINÉE
Almamya Rue KA 028
En face du restaurant le cèdre
OKB agency BP 3470 Conakry
(00224) 60 20 85 08
harmattanguinee@yahoo.fr

L'HARMATTAN CÔTE D'IVOIRE
M. Etien N'dah Ahmon
Résidence Karl / cité des arts
Abidjan-Cocody 03 BP 1588 Abidjan 03
(00225) 05 77 87 31

L'HARMATTAN MAURITANIE
Espace El Kettab du livre francophone
N° 472 avenue Palais des Congrès
BP 316 Nouakchott
(00222) 63 25 980

L'HARMATTAN CAMEROUN
Immeuble Olympia face à la Camair
BP 11486 Yaoundé
(237) 458.67.00/976.61.66
harmattancam@yahoo.fr

538679 - Août 2013
Achevé d'imprimer par

1livre.com
du rêve à la réalité !

Made in the USA
Middletown, DE
04 November 2026

36541630R00109